Melanie Wiedenhofer

Körperliche Aktivität und Training in der pädiatrischen Onkologie

AF881394

Melanie Wiedenhofer

Körperliche Aktivität und Training in der pädiatrischen Onkologie

Lehrbuchverlag

Imprint
Any brand names and product names mentioned in this book are subject to trademark, brand or patent protection and are trademarks or registered trademarks of their respective holders. The use of brand names, product names, common names, trade names, product descriptions etc. even without a particular marking in this work is in no way to be construed to mean that such names may be regarded as unrestricted in respect of trademark and brand protection legislation and could thus be used by anyone.

Cover image: www.ingimage.com

Publisher:
Der Lehrbuchverlag
is a trademark of
International Book Market Service Ltd., member of OmniScriptum Publishing Group
17 Meldrum Street, Beau Bassin 71504, Mauritius
Printed at: see last page
ISBN: 978-620-0-44631-2

Copyright © Melanie Wiedenhofer
Copyright © 2020 International Book Market Service Ltd., member of OmniScriptum Publishing Group

Körperliche Aktivität und Training in der pädiatrischen Onkologie

Melanie Wiedenhofer

2020

Vorwort

Mein ständiger Bewegungsdrang führte mich bereits in meiner schulischen Ausbildung nach Graz, wo ich ein Oberstufenrealgymnasium mit sportlichem Schwerpunkt absolvierte. Durch die Volleyballakademie an der HIB Liebenau wurde mir auch der Übergang zum Leistungssport ermöglicht. Geprägt durch meinen Sportgeist entschied ich mich nach der Matura für ein Studium der Sport- und Bewegungswissenschaften, sowie ein Lehramtsstudium mit den Fächern Bewegung und Sport und Biologie und Umweltkunde. Im Rahmen meiner universitären Ausbildung hatte ich die Möglichkeit, durch Praktika Erfahrungen in der Trainingstherapie zu sammeln.

Krebs ist die, am häufigsten auftretende tödliche Krankheit bei Kindern und Jugendlichen. Ziel dieser Arbeit ist es, einen Überblick über den derzeitigen Stand der Wissenschaft zu körperlicher Aktivität bei Krebserkrankungen im Kindes- und Jugendalter, sowie der Bedeutsamkeit von Training zu geben.

Die Arbeit ist einer Freundin gewidmet, die bereits in jungem Alter den Kampf gegen den Krebs verloren hat, sowie all jenen, die mit diesen schwierigen Diagnosestellungen zurechtkommen müssen.

Ich möchte mich bei meiner Familie und meinen Freunden für die dauerhafte Unterstützung während des Studiums bedanken.

Ein besonderer Dank gebührt Univ. Prof. Dr. Peter Hofmann, der mich im Laufe meiner Ausbildung und insbesondere dieser Arbeit fachlich unterstützt und inspiriert hat.

Inhaltsverzeichnis

1. Einleitung

Krebs ist weltweit mit 13% eine der häufigsten Todesursachen. Kinder und Jugendliche sind im Vergleich zu Erwachsenen seltener von onkologischen Erkrankungen betroffen, trotzdem werden unter ihnen jährlich etwa 300.000 Erstdiagnosen gestellt. Die häufigsten Krebsarten bei Kindern und Jugendlichen sind Leukämien, ZNS-Tumoren, Lymphome, Neuroblastome und Nephroblastome (Steliarova-Foucher et al., 2017). In Industrieländern können, Dank des ständigen medizinischen Fortschritts, etwa 80% der an Krebs erkrankten Kinder und Jugendlichen geheilt werden, wohingegen der Wert in Entwicklungsländern nur etwa 20% beträgt (Howard et al., 2018).

Grundsätzlich kann Krebs in jedem Alter und in jedem Körperteil auftreten. Er beginnt mit einer genetischen Veränderung einer einzelnen Zelle und schreitet häufig durch unkontrollierbares Wachstum fort. Im Allgemeinen breitet sich Krebs in weitere Körperregionen aus, wodurch er unbehandelt zum Tod führt. Die genauen Ursachen einer Krebserkrankung im Kindes- und Jugendalter sind weitgehend ungeklärt. Zu den gängigsten Therapiemethoden einer Krebserkrankung zählen die operative Therapie, die medikamentöse Therapie (Chemotherapie) und die Strahlentherapie (World Health Organization, 2018).

Bewegungstherapie bietet sich als begleitende Therapiemethode an. In zahlreichen Publikationen, welche an späterer Stelle in der Arbeit vorgestellt werden, konnte eine verminderte körperliche Leistungsfähigkeit, eine eingeschränkte Belastbarkeit und eine niedrigere Lebensqualität bei Überlebenden einer Krebserkrankung im Vergleich zu gesunden Gleichaltrigen dokumentiert werden. Durch gezieltes und strukturiertes Training kann die körperliche und seelische Verfassung verbessert und das allgemeine Wohlbefinden gesteigert werden. Eine erfolgreiche Therapie erfolgt durch ein multimodales Behandlungskonzept, in dem Ärztinnen und Ärzte, Physiotherapeutinnen und Physiotherapeuten, Sportwissenschaftlerinnen und Sportwissenschaftler, Psychologinnen und Psychologen in einem interdisziplinären Team zusammenarbeiten, um die gewünschte Zielsetzung gemeinsam mit der Patientin oder dem Patienten zu erreichen.

Die vorliegende Arbeit soll einen Überblick über den aktuellen Stand der Wissenschaft geben und die Auswirkungen von Trainingstherapien in der pädiatrischen Onkologie erläutern.

Zu Beginn werden die Grundlagen der medizinischen Trainingstherapie vorgestellt. Begrifflichkeiten, die für das Verständnis des spezifischen Teils relevant sind, werden definiert.

Dann folgen Informationen zur richtigen Planung und Organisation eines Trainings sowie verschiedene Trainingsmethoden. Das Hauptaugenmerk liegt hier auf dem Ausdauer- und dem Krafttraining, da diese Trainingsformen die höchste Relevanz in der medizinischen Trainingstherapie haben. Um Belastungsvorgaben und deren Auswirkungen auf den Organismus verstehen zu können, wird das Dreiphasenkonzept der Energiebereitstellung und körperliche Aktivität in Bezug auf das Immunsystem vorgestellt.

Der zweite große Teil der Arbeit beschäftigt sich mit der pädiatrischen Onkologie. Nach der Epidemiologie werden die häufigsten Krebserkrankungen im Kindes- und Jugendalter, sowie deren Behandlungsmöglichkeiten, beschrieben.

Der Kernteil der Arbeit widmet sich der Trainingstherapie während und nach abgeschlossener Krebstherapie bei Kindern und Jugendlichen. Anfangs werden verschiedene Konzepte von allgemeinen Trainingsempfehlungen für an Krebs erkrankte Menschen international verglichen und zueinander in Beziehung gesetzt. Darauf folgen konkrete Guidelines für betroffene Kinder und Jugendliche, sowie Methoden der Beurteilung der Belastungsfähigkeit vor Trainingsbeginn. Auch Kontraindikationen werden in diesem Zusammenhang besprochen. Danach folgt ein Review über die aktuelle Studienlage. Hier wird zwischen Studien während der Krebsbehandlung und Studien nach abgeschlossener Krebstherapie unterschieden. Die Belastbarkeit und somit auch die Trainierbarkeit der Patientinnen und Patienten variiert je nach Zeitpunkt der Erkrankung sehr stark. Abschließend folgt eine Diskussion mit kritischer Betrachtung der vorgestellten Studien.

2. Grundlagen der medizinischen Trainingstherapie

Im folgenden Kapitel werden anfangs Begrifflichkeiten geklärt, die im späteren Verlauf der vorliegenden Arbeit immer wieder vorkommen. Anschließend werden die Grundlagen der Planung und Organisation von Training erläutert. Dann folgt eine genauere Beschreibung diverser Trainingsmethoden, die für Krebspatientinnen und Krebspatienten relevant sind. Abschließend werden die Dreiphasigkeit der Energiebereitstellung und die körperliche Aktivität in Zusammenhang mit dem Immunsystem beschrieben.

2.1. Begriffsdefinitionen

In der wissenschaftlichen Forschung der Trainingstherapie mit Patientinnen und Patienten beschreiben bestimmte Begriffe verschiedene Konzepte. Diese werden in sämtlichen

Publikationen nicht klar voneinander getrennt und sorgen zeitweise für Verwirrung. Caspersen et al. (1985) zog eine klare Trennlinie zwischen „Physical Activity", „Exercise" und „Physical Fitness":

Als Physical Activity (körperliche Aktivität) wird jede Bewegung definiert, die durch die Skelettmuskulatur produziert wird und den Energieverbrauch über den Grundumsatz anhebt. Die einfachste Unterteilung erfolgt in körperliche Aktivität während Schlaf, Arbeit und Freizeit (Caspersen, Powell & Christenson, 1985).

Exercise (Training) wird meist als geplantes und strukturiertes Verhalten in Bezug auf Training angesehen und ist damit eine Unterkategorie von körperlicher Aktivität, welche die Verbesserung oder Erhaltung von körperlicher Fitness zum Ziel hat (Caspersen et al., 1985).

Physical Fitness (körperliche Fitness) ist eine Reihe von Eigenschaften, die entweder gesundheits- oder fähigkeitsbezogen sind. Sie ist das Ergebnis von Physical Activity und/oder Training. Der Ausprägungsgrad dieser Eigenschaften kann mit spezifischen Tests gemessen werden (Caspersen et al., 1985).

In engem Zusammenhang mit der behandelten Thematik stehen auch die Begriffe „Public Health" und Sport.

Die WHO definiert „Public Health" als die Wissenschaft und Praxis zur Verhinderung von Krankheiten, Verlängerung des Lebens und zur Förderung von physischer und psychischer Gesundheit durch die organisierten Bemühungen der Gesellschaft (Nutbeam, 1998).

Sport ist eine historisch-kulturell definierte Unterkategorie von körperlicher Aktivität, bei der körperliche Leistung, Wettkampf oder spaßhaftes Zeitvertreiben im Vordergrund stehen. Bestenfalls sind Raum und Zeit definiert und das Regelwerk klar. Das Ziel ist es, durch Strukturierung und Planung eine Leistungssteigerung im Allgemeinen und eine gesteigerte körperliche Fitness im Speziellen zu erreichen (Thaller & Schulz, 2018, S. 155).

In Deutschland gibt es sportmedizinische Einrichtungen mit verschiedensten Therapieformen, wie beispielsweise die Bewegungs- und Sporttherapie. Die Bewegungstherapie umfasst alle Verfahren, die Bewegung als Therapie nutzen, wie Physiotherapie, Sporttherapie, Tanztherapie, konzentrative Bewegungstherapie etc. Sie ist ärztlich indiziert und verordnet und wird von Fachtherapeutinnen und Fachtherapeuten mit der Patientin oder dem Patienten allein oder in Gruppen durchgeführt. Ziel ist es, physische, psychische und psychosoziale Beeinträchtigungen zu rehabilitieren beziehungsweise Schädigungen und Risikofaktoren vorzubeugen (Schüle & Deimel, 1990, S. 3; Schüle & Nieland, 1997, S. 899–906; Schüle, 2004, S. 23).

Die Sporttherapie ist in Deutschland eine Kategorie der Bewegungstherapie, die als präventive und rehabilitative Maßnahme bei chronischen Erkrankungen zur Anwendung kommt. Ziel ist es, durch pädagogische, psychologische und soziotherapeutische Mittel eine überdauernde Gesundheitskompetenz zu erzielen. Diese wird von speziell ausgebildeten Sporttherapeuten durchgeführt und vertritt neben der Verbesserung der körperlichen Fitness einen ganzheitlichen Ansatz, weshalb sie meist in Gruppen durchgeführt wird (Schüle & Deimel, 1990, S. 3).

In Österreich ist die Bewegungstherapie durch die Physikalische Medizin, Physiotherapie und medizinische Trainingstherapie abgedeckt. Laut dem Bundesgesetzgesetzblatt über die Regelung der gehobenen medizinisch-technischen Dienste (MTD-Gesetz) umfasst der physiotherapeutische Dienst die eigenverantwortliche Anwendung aller physiotherapeutischen Maßnahmen nach ärztlicher Anordnung im intra- und extramuralen Bereich, unter besonderer Berücksichtigung funktioneller Zusammenhänge auf den Gebieten der Gesundheitserziehung, Prophylaxe, Therapie und Rehabilitation (Bundesgesetzblatt, 1992). Die von Sportwissenschaftlerinnen und Sportwissenschaftlern durchgeführte Trainingstherapie umfasst die strukturelle Verbesserung der Bewegungsabläufe und der Organsysteme mit dem Ziel, die Koordination, Kraft, Ausdauer und das Gleichgewicht durch systematisches Training, aufbauend auf der Stabilisierung der Primärerkrankung und zur ergänzenden Behandlung von Sekundärerkrankungen, zu stärken. Die Trainingstherapie hat nach ärztlicher Anordnung und unter Aufsicht zu erfolgen und hat die Vermeidung des Wiedereintritts von Krankheiten, sowie des Entstehens von Folgekrankheiten, Maladaptionen und Chronifizierungen zum Ziel (Bundesgesetz über medizinische Assistenzberufe und die Ausübung der Trainingstherapie, 2012).

Im Allgemeinen verfolgt die Physiotherapie das Ziel, eine bestmögliche Beherrschung der statischen Körperfunktionen zu erreichen und funktionelle sowie koordinative Bewegungsabläufe zu optimieren. Sie orientiert sich an den vorher diagnostisch analysierten Defiziten einer oder mehrerer Körperfunktionen. Die Physiotherapie beinhaltet aktive und passive Bewegungen des Menschen zur Prävention, Therapie und Rehabilitation von gesundheitlichen Beschwerden und Schädigungen, sowie zur allgemeinen Gesundheits- und Leistungsförderung (Pschyrembel, 2007, S. 1494; Schüle, 2004).

Die Tanztherapie ist eine psychotherapeutische Disziplin aus dem Bereich der künstlerischen Therapie, die den unmittelbaren Körperbezug im individuellen Tanz zur Erfahrung und zum Ausdruck emotionaler und kognitiver Themen einsetzt (Mannheim et al., 2013).

Die konzentrative Bewegungstherapie ist eine körperorientierte Methode und ordnet sich ebenfalls den psychotherapeutischen Disziplinen unter. Sie nutzt Wahrnehmung und Bewegung als Grundlage von Erfahrung und Handeln, wobei das eigene Erleben im Vordergrund steht (Scheepers-Assmus, 2016, S. 23–28).

2.2. Planung und Organisation des Trainings

Im trainingstherapeutischen Bereich ist es wichtig, die Therapie individuell auf die Patientin oder den Patienten abzustimmen, da die Trainierbarkeit zwischen Menschen stark variieren kann und zu einem gewissen Grad auch genetisch vorbestimmt ist (Bouchard et al., 2011, S. 1603–1648; Mann et al., 2014, S. 1113–1124).

Ziel der Trainingstherapie ist die Rehabilitation und Behandlung chronischer Erkrankungen aus den Bereichen Innere Medizin, Bewegungs- und Stützapparat, Psychiatrie, Psychosomatik und Neurologie (Hofmann et al., 2009, S. 329–330).

„Therapeutisches Training kann als komplexer Handlungsprozess definiert werden, der das Ziel der planmäßigen und sachorientierten Einwirkung auf die Erkrankung, den Leistungszustand und die Fähigkeit zur bestmöglichen Wiedereingliederung von Patienten in das Alltagsleben (Rehabilitation) durch körperliches Training verfolgt.“ (Hofmann et al., 2009, S. 329–330).

Die Zielsetzung der Trainingstherapie lautet wie folgt: *„Je nach Ausmaß und Art der Erkrankung sowie Trainingszustand soll durch therapeutisches Training die Pathogenese der Erkrankung direkt positiv beeinflusst werden, soll die Symptomatik der Erkrankung positiv beeinflusst werden, der Leistungszustand des Patienten im Sinn einer Wiederherstellung erhöht, erhalten oder aber auch der erkrankungs- und/oder altersbedingte Verlust minimiert werden und/oder die Lebensqualität von Patienten positiv beeinflusst werden“* (Hofmann et al., 2009, S. 330).

Durch eine gezielte Setzung bestimmter Trainingsreize soll es zu Anpassungserscheinungen des Organismus kommen, welche die körperlich-sportliche Leistung bestimmen. Diese Anpassung erfolgt bei ausreichend intensiver Störung des inneren Milieus durch Muskelaktivität (Rivera-Brown & Frontera, 2012, S. 797–804).

Das Training muss vom Therapeuten, oft auch in Zusammenhang mit einem interdisziplinären Team, geplant und strukturiert werden, um so durch gezielte Wiederholungen von körperlichen Belastungen die vier Zielbereiche Pathophysiologie, Symptomatik, Fitness und Lebensqualität gezielt behandeln und rehabilitieren zu können. Es besteht eine spezifische Abhängigkeit zwischen der Störung des Organismus und der Art, Intensität und Dauer der Belastung (Hofmann et al., 2009; Viru, 1994, S. 309–323,1995).

Durch die aus der Trainingsbelastung resultierenden Veränderungen und Anpassungserscheinungen des Organismus lassen sich Aussagen über die Effektivität eines Trainings machen, um den Trainingsprozess darauf aufbauend kontrollieren und steuern zu können (Coffey & Hawley, 2007, S. 737–763).

Platanov (1999) zeigt in seinem Konzept die Wirkung von Intensität und Dauer auf die Belastung, die Ermüdung und die Wiederherstellung deutlich auf. In Abbildung 1 wird in einer modifizierten Form die Abhängigkeit von Ermüdung, Wiederherstellung und Superkompensation für Belastungen mit gleicher Intensität aber unterschiedlicher Dauer dargestellt (Hofmann et al., 2017; Platonov, 1999).

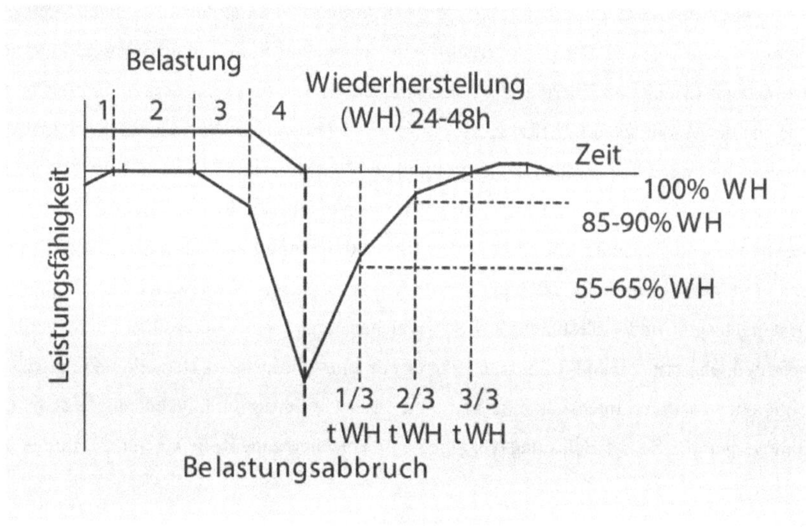

Abbildung 1: Abhängigkeit von Ermüdung, Wiederherstellung und Superkompensation modifiziert nach Platanov (1999) (Hofmann et al., 2017)

Daraus lassen sich vier Bereiche ableiten, die jeweils für eine bestimmte Belastung unabhängig von der Intensität sprechen. Eine geringe Belastung (1) beträgt zirka 15-20% der Dauer der Belastung bis zur klaren Ermüdung. Dieser Bereich spiegelt einen Aufwärmeffekt und eine Stabilisierung der Leistungsfähigkeit wider. Von einer mittleren Belastung (2) spricht man bei 40-60% der Belastungsdauer der klaren Ermüdung. Sie ist durch eine stabile Leistungsfähigkeit ohne Ermüdung gekennzeichnet. Durch die fehlende Ermüdung kommt es weder in Bereich 1 noch in Bereich 2 zu einer Superkompensation und damit zu keinem Leistungszuwachs. Bei der bedeutenden oder submaximalen Belastung (3) mit ungefähr 60-75% der Dauer der klaren Ermüdung kommt es zu einer kompensierten Ermüdung, was bedeutet, dass Ermüdung auftritt, die Leistung aber durch Willenskraft und energetischen Aufwand aufrechterhalten werden kann. Dadurch kommt es zu einer geringen Superkompensation mit einer Wiederherstellungsdauer von 24 Stunden. Die maximale Belastung (4) ist durch eine klare Ermüdung und einen Leistungsabfall bis hin zum Belastungsabbruch gekennzeichnet und führt durch die starke Auslenkung auch zu einer starken Superkompensation, die nach ungefähr 48 Stunden beginnt (Hofmann et al., 2017, S. 251)

Die Leistungsfähigkeit setzt sich aus der aeroben Ausdauer, der anaeroben Ausdauer, der Schnelligkeit, der Kraft, der Flexibilität und der Koordination zusammen. Als bioenergetische Kriterien für die Leistungsfähigkeit werden die Intensität (Power, maximale Enenrgieflussrate), die Kapazität (Menge an Energie, die insgesamt für die Leistungserbringung zur Verfügung steht) und der Wirkungsgrad (Effizienz, technische Ausprägung der Bewegung) der oxidativen Phosphorylierung, der anaeroben Glykolyse und der Phosphokreatin-Mechanismen bezeichnet (Hollmann & Strüder, 2009; Viru, 1995). Mezzani et al. (2010) führten eine Studie mit Patientinnen und Patienten mit chronischen Herzerkrankungen und gesunden Gleichaltrigen durch, um deren maximale Leistung beurteilen zu können. Dabei wurden stufenförmige Belastungstests und Testungen bei gleicher relativen Intensität durchgeführt. Studienteilnehmerinnen und Studienteilnehmer mit einer chronischen Herzerkrankung wiesen bei gleicher relativer Intensität eine geringere Ausdauerleistungsfähigkeit auf, was in der Trainingstherapie für die Belastungsvorgaben eine entscheidende Rolle spielt (Mezzani et al., 2010).

Die physisch-sportliche Leistungsfähigkeit ist daher der Ausprägungsgrad einer sportmotorischen Leistung, die von zahlreichen beeinflussbaren und nicht beeinflussbaren Faktoren bestimmt wird, wie sie in Abbildung 2 dargestellt sind (Hofmann et al., 2017, S. 253).

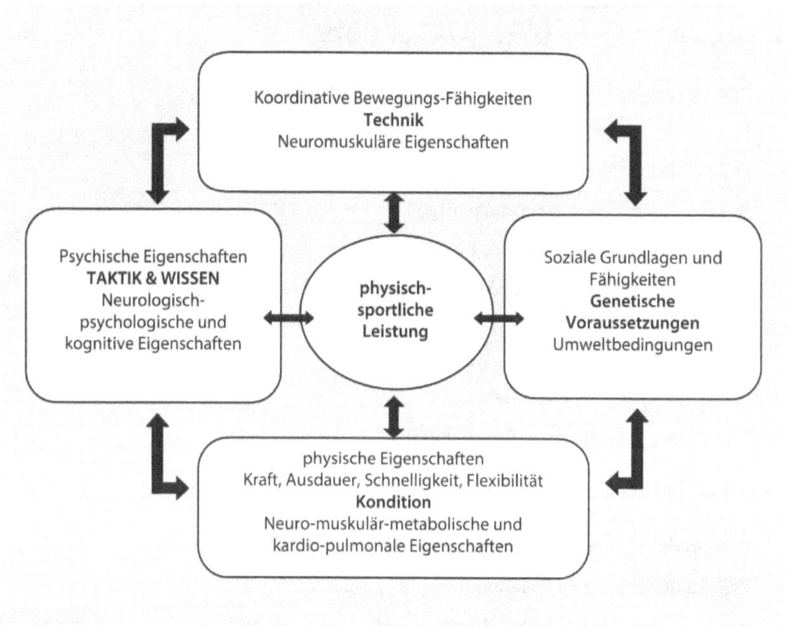

Abbildung 2: Faktoren der physisch-sportlichen Leistung (Hofmann et al., 2017, S. 254)

Die vorhin erwähnten Trainings- oder Belastungsreize setzen sich aus mehreren Einzelkomponenten zusammen: Reizintensität, Reizumfang, Reizdauer, Reizdichte und Reizhäufigkeit. Dabei ist die Reizintensität die Stärke des Reizes, die meist als Prozentwert von individuellen maximalen Leistungsfähigkeiten angegeben wird. Der Reizumfang umfasst die Dauer und Zahl der Reize pro Trainingseinheit und ist, gekoppelt an die Intensität, notwendig für das Erreichen gewünschter Anpassungseffekte des Organismus. Die Reizdauer ist die Entwicklungsdauer eines einzelnen Reizes oder einer Reizserie, die durch physiologische Limits, wie etwa die Umstellpunkte VT_1/LTP_1 und VT_2/LTP_2 beim Ausdauertraining oder dem 1-RM beim Krafttraining begrenzt ist. Als Reizdichte wird das zeitliche Verhältnis von Belastungs- und Erholungsphasen bezeichnet. Die Reizhäufigkeit ist die Zahl der Reize pro Tag beziehungsweise pro Woche. Der gewählte Belastungsumfang hängt von dem Trainingszustand der Patientin oder des Patienten ab (Hofmann et al., 2017, S. 254–256).

Um die methodische Handlungsfähigkeit für die Therapeutin beziehungsweise den Therapeuten sowie der Trainierenden zu optimieren, wurden Trainingsprinzipien festgelegt. Das Hauptprinzip stellt dabei das Prinzip der optimalen Reizsetzung dar, welches in die Prinzipien der Belastung, Zyklisierung und Spezialisierung und Proportionalisierung unterteilt wird. Zu den Prinzipien der Belastung gehören (Weineck, 2007):

- Prinzip der individuellen Belastung und Altersgemäßheit
- Prinzip der steigenden Belastung
- Prinzip der variierenden Belastung
- Prinzip der richtigen Belastungsfolge
- Prinzip der wechselnden Belastung
- Prinzip der optimalen Relation von Belastung und Erholung

Zu den Prinzipien der Zyklisierung zählt man:

- Prinzip der periodisierten Belastung
- Prinzip der periodisierten Regeneration

Als Prinzipien der Spezialisierung und Proportionalisierung werden folgende eingeordnet:

- Prinzip der zielgerichteten Belastung
- Prinzip der optimalen Relation von allgemeiner und spezieller Belastung
- Prinzip der optimalen Relation der Entwicklung der Komponenten der Leistungsfähigkeit

Ziel ist es, die jeweils für den Zeitraum und die Zielsetzung optimale Reizsetzung sicherzustellen (Weineck, 2007).

Um eine optimale Leistungssteigerung möglich zu machen, sind eine auf das Ziel ausgerichtete langfristige Planung, eine planmäßige Gestaltung und Durchführung sowie eine standardisierte Auswertung des Trainings notwendig (Hofmann et al., 2017, S. 257).

„Trainingsplanung ist ein strukturiertes Verfahren, das auf das Erreichen eines Trainingsziels ausgerichtet ist, den individuellen Leistungszustand berücksichtigt, vorausschauend und systematisch ist, sich an trainingspraktischen und vor allem wissenschaftlichen Erkenntnissen orientiert, um kurz-, mittel- und langfristig den Trainingsprozesses zu steuern.“ (Hofmann et al., 2017, S. 257–258)

Trainingspläne werden niedergeschrieben und bei Bedarf aktualisiert oder verändert. Zusätzlich ist es die Aufgabe von Trainerinnen und Trainern, die Leistungskenngrößen zu erfassen und diese mit Normwerten zu vergleichen, um eine möglichst realistische Ziel- und Normsetzung der Trainingsausrichtung zu schaffen. Dabei ist es unumgänglich, darauf zu achten, dass es zu keinen zu starken Belastungssteigerungen, zu hohen Belastungen und zu keinen falschen

Belastungsrichtungen kommt. Die Kontrolle der Belastungsfähigkeit sowie die allgemeine Gesundheit der zu Trainierenden hat oberste Priorität in der Trainingstherapie. Akute Belastungen können durch biochemische oder kardio-zirkuläre Größen wie die Blut-Laktat-Konzentration, die Belastungsherzfrequenz oder die Herzfrequenzvariabilität kontrolliert werden (Borresen & Lambert, 2008, S. 633–646; Buchheit, 2014, S. 73; Hofmann et al., 2017, S. 258–259; Hopkins, 1991, S. 161–183).

2.3. Trainingsmethoden

Im folgenden Abschnitt werden verschiedene Trainingsmethoden vorgestellt. Das Hauptaugenmerk liegt auf dem Ausdauer- und dem Krafttraining, da diese Trainingsformen in der Trainingstherapie eine hohe Relevanz haben.

2.3.1. Ausdauertraining

Unter Ausdauer wird die psycho-physische Ermüdungswiderstandsfähigkeit des Sportlers verstanden. Außerhalb des Leistungssports ist eine optimierte Ausdauerleistungsfähigkeit für eine anstrengungsfreie, freudbetonte und gesunde Absolvierung täglicher und sportlicher Aktivitäten das Ziel (Weineck, 2010).

Durch körperliche Belastungen werden Muskelzellen erregt und durch bioenergetische Prozesse bestimmte Signale ausgelöst, die zu einer spezifischen Expression von Genen und zur Synthese von Proteinen mit den entsprechenden genetischen Informationen führen. Dazu zählen eine Verbesserung hormoneller Steuerungsvorgänge, eine Vergrößerung des Glykogen-Speichers in der Skelettmuskulatur und der Leber, eine Verbesserung der Diffusionskapazität der Lunge durch verbesserte Kapillarisierung, eine Erhöhung des Blutvolumens und/oder der absoluten/relativen Anzahl der roten Blutkörperchen und dadurch eine erhöhte O_2-Bindungskapazität, eine Verbesserung der Herzleistung, eine Verbesserung der Diffusionskapazität der Arbeitsmuskulatur, eine Erhöhung der Anzahl und der Größe der Mitochondrien und eine Erhöhung des aeroben Enzymbesatzes für den Kohlenhydratstoffwechsel (Egan & Zierath, 2013, S. 162–182).

Durch die molekularen Anpassungsprozesse kommt es zu einer erhöhten maximalen Sauerstoffaufnahme (VO_{2max}), die die aerobe Leistungsfähigkeit verbessert sowie zu einer Ökonomisierung verschiedener Prozesse und zu einer Rechtsverschiebung des zweiten Laktat Turn Points (LTP_2) führen (Hofmann et al., 2017, S. 276–277).

Ausdauertraining unterteilt sich in intensive und extensive Trainingsformen. Bei intensiven Trainingsformen ist das Ziel eine Verbesserung der Leistung, also eine Verbesserung der

VO_{2max} und eine Rechtsverschiebung des LTP_1 und LTP_2, unabhängig davon, wie lange eine Belastung durchgehalten werden kann. Bei extensiven Belastungen steht die Verbesserung der Kapazität im Vordergrund, welche bestimmt, wie lange eine definierte Geschwindigkeit oder Leistung durchgehalten werden kann (Heber et al., 2019; Weineck, 2010).

Laut Tschakert und Hofmann (2013) kann man die Ausdauertrainingsmethoden aus physiologischer Sicht in zwei Hauptgruppen unterteilen; die Dauermethoden und die intermittierenden Methoden (Tschakert & Hofmann, 2013, S. 600–610).

Die Dauermethode ist durch eine ununterbrochene, mehr oder weniger kontinuierliche Belastung ohne Pausen gekennzeichnet (Weineck, 2010). Intervallförmige beziehungsweise intermittierende Belastungen sind durch einen Wechsel von Belastungs- und Erholungsphasen charakterisiert. Dabei ist die Belastung von sehr hoher Intensität geprägt, wohingegen die Erholung mit sehr geringer Intensität oder passiv verläuft (Tschakert et al., 2017, S. 286).

2.3.2. Krafttraining

Die Muskelkraft kann über die intermuskuläre Koordination, intramuskuläre Koordination, Hypertrophie, Hyperplasie und durch mechanische Faktoren vergrößert werden (Weineck, 2010). All diesen physiologischen Veränderungen liegen morphologische und neurologische Adaptionen zu Grunde. Die Anpassungen führen zu einer gesteigerten sportlichen Leistungsfähigkeit sowie zu einer Verbesserung der gesundheitsrelevanten Funktionen der Skelettmuskulatur und zu einer Gegensteuerung gegen den Verlust von Muskelmasse und Muskelkraft in pathologischen Zuständen (Macaluso & Vito, 2004, S. 303–305).

Krafttraining wird in die Methoden der wiederholten, maximalen und der dynamischen Krafteinsätze unterteilt. Aus trainingsmethodischer Sicht wird meist ein Hypertrophie-Training, gefolgt von einem intramuskulären Koordinationstraining empfohlen, um das Kraftmaximum zu erreichen (Weineck, 2010).

2.3.3. Weitere Trainingsmethoden

Zur Vollständigkeit werden die Trainingsmethoden Schnelligkeitstraining, Beweglichkeitstraining und Koordinationstraining kurz vorgestellt, es wird aber nicht weiter darauf eingegangen, da diese Trainingsformen nur wenig Relevanz für die vorliegende Arbeit haben. Schnelligkeit ist die Fähigkeit, motorische Aktionen in einem unter den gegebenen Bedingungen minimalen Zeitabschnitt zu vollziehen. Trainingsmethoden zur Steigerung der Schnelligkeit sind das Training der Reaktionsgeschwindigkeit, der Startbeschleunigung und der Aktionsschnelligkeit. Die Beweglichkeit ist die Fähigkeit eines Sportlers, Bewegungen mit großer Schwingungsweite selbst oder durch Unterstützung äußerer Kräfte in einem oder in mehreren Gelenken ausführen zu können. Methoden des Beweglichkeitstrainings sind statische sowie dynamische Dehntechniken, die Verletzungen wie Muskelrisse vorbeugen können. Die koordinativen Fähigkeiten werden durch die Prozesse der Bewegungssteuerung und Bewegungsregelung bestimmt. Methoden des Koordinationstrainings sind die Schulung koordinativer Fähigkeiten durch die Variation der Bewegungsausführung, die Veränderung der äußeren Bedingungen, das Kombinieren von Bewegungsfertigkeiten, das Üben unter Zeitdruck, die Variation der Informationsaufnahme und das Üben unter Vorbelastung (Weineck, 2010).

2.4. Dreiphasigkeit der Energiebereitstellung

Lange wurde die Erfassung der Leistungsfähigkeit mit den verschiedensten Konzepten sehr kritisch betrachtet. Heute verwendet man eine modifizierte Form des 3-Phasen-Konzepts von Skinner und McLellan (Skinner & Mclellan, 1980, S. 234–248). Skinner und McLellan verwendeten in ihrem Konzept fixe Schwellenwerte der beiden Umstellpunkte bei 2 und 4 mmol, was aus heutiger Sicht aber nicht haltbar ist und deshalb modifiziert wurde. Die Phaseneinteilung der Energiebereitstellung erfolgt in (Hofmann & Tschakert, 2010, 2017; Pokan et al., 2017, S. 96):

- Phase 1 = muskulär metabolisch balancierte Phase
- Phase 2 = systemisch metabolisch balancierte Phase
- Phase 3 = nicht mehr metabolisch balancierte Phase

In Bezug auf die Leistungsdiagnostik und Trainingssteuerung ist eine genaue Bestimmung der Übergangsbereiche zwischen den einzelnen Phasen der Energiebereitstellung notwendig. Dazu können Werte der belastungsabhängigen Blut-Laktat-Konzentration, Atemgase und der Herzfrequenz aus einem stufenförmigen Ergometertest als Messparameter herangezogen werden (Hofmann & Tschakert, 2010).

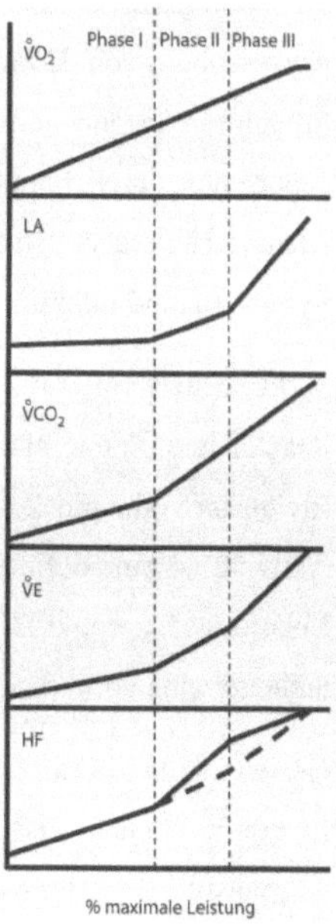

Abbildung 3: Phasen der Energiebereitstellung (Pokan et al., 2017)

Abbildung 3 zeigt die Phasen der Energiebereitstellung anhand der Sauerstoffaufnahme (VO_{2max}), Blut-Laktat-Konzentration (LA), Kohlendioxidabgabe (VCO_2), Ventilation (VE) und der Herzfrequenz (HF). Die beiden Trennlinien symbolisieren die Übergangsbereiche. Der Übergang von Phase 1 zu Phase 2 ist durch einen deutlichen Anstieg der Blut-Laktat-Konzentration über den Ruhewert gekennzeichnet. Phase 2 endet mit dem zweiten deutlichen Anstieg der Blut-Laktat-Konzentration. Dieses Laktat-Steady-State beschreibt die maximal mögliche Leistung, bei der sich Laktat-Produktion und – Elimination im Gleichgewicht befinden. In Phase 3 kann die Blut-Laktat-Konzentration nicht mehr auf systemischer Ebene verstoffwechselt werden und es kommt zu einem weiteren Anstieg der Azidose, was mit einem Leistungsabfall und anschließendem Belastungsabbruch einhergeht (Pokan et al., 2017, S. 98–99).

2.5. Körperliche Aktivität und Immunsystem

Zum Immunsystem gehören Moleküle, Proteine und Prozesse, die den Organismus vor Erkrankungen wie etwa durch virale, bakterielle, parasitäre oder Pilz-Infektionen verursacht, schützen. Eine erfolgreiche Aktivierung des Immunsystems führt zu einem adaptierten Zustand der Immunität, bei dem Krankheitserreger im Gedächtnis behalten werden und die Infektionsabwehr demnach effektiver ist. Fehlfunktionen des Immunsystems äußern sich durch Krankheiten wie Infektionen, Arteriosklerose, Tumoren, Allergien, Autoimmunerkrankungen, die in schwerwiegenden Fällen bis zum Tod führen können. Eine optimale Immunität kennzeichnet sich durch Vitalität, Funktions- und Leistungsfähigkeit, Erholungsfähigkeit nach immunologischer Beanspruchung, gute Wundheilung, angemessene Impfreaktion, Abwesenheit von Erkrankungen des Immunsystems, wenig Infektionserkrankungen, gute Infektionsresistenz, geringe Mortalität und hohe Langlebigkeit. Eine Defizienz der Immunität äußert sich durch lymphatische Symptome, Bewusstseinstrübungen, Dyspnoe und sonstige Atembeschwerden, Blutungen, Sekretionsstörungen, vegetative Symptome, organbezogene Symptome und infektionsassoziierte Symptome (Puta et al., 2017, S. 389–393).

Sport schützt einerseits vor vorzeitiger Sterblichkeit und einer Vielzahl nicht übertragbarer Krankheiten, kann aber bei fehlerhafter Dosierung zu unerwünschten kardiovaskulären Ereignissen oder muskuloskelettalen Komplikationen führen. Bei Verordnung von körperlicher Aktivität ist eine definierte Trainingsvorgabe mit der Art der Aktivität, Belastungsintensität, Belastungsdauer und Belastungshäufigkeit in Bezug auf die individuelle Belastungskapazität und/oder eine vorliegende Erkrankung wichtig (Samitz, 2017, S. 52).

Gezielt strukturierte und geplante körperliche Aktivität führt zu einer Stärkung der Immunfunktionen und wirkt antiinflammatorisch und kann so Folgeerkrankungen wie beispielsweise Arteriosklerose vorbeugen. Auch das Risiko eines Schlaganfalls oder Herzinfarkts lässt sich durch einen körperlich aktiven Lebensstil drastisch vermindern. Aktive Menschen sind durch eine bessere Immunität weniger anfällig auf Infektionen der oberen

Luftwege, verglichen mit Menschen, die einen bewegungsarmen Lebensstil bevorzugen (Bruunsgaard, 2005, S. 819–835; Gabriel, 2006, S. 411–415).

Die WHO (World Health Organization) empfiehlt mindestens 150 Minuten Bewegung bei mittlerer oder 75 Minuten bei hoher Intensität pro Woche, um die Gesundheit zu fördern und aufrecht zu erhalten. Zusätzlich sollten an zwei oder mehreren Tagen pro Woche muskelkräftigende Übungen durchgeführt werden, bei denen vor allem die Hauptmuskelgruppen trainiert werden (World Health Organization, 2010).

Aber auch für Menschen mit chronischen Erkrankungen, wie beispielsweise Krebs, wird Bewegung als Zusatztherapie angewendet. Krebserkrankungen bei Kindern unterscheiden sich in Art, Verlauf und Prognose deutlich von Erwachsenen. Die Therapieergebnisse sind bei Kindern häufig höher und die Überlebensrate beträgt bei Kindern in Industrieländern ungefähr 80% verglichen mit 50% bei Erwachsenen. Langfristig lassen sich bei Krebsüberlebenden oft Einschränkungen in der Leistungsfähigkeit, verglichen mit gesunden Gleichaltrigen, erkennen. Bei Erwachsenen konnte bereits bestätigt werden, dass das Fortschreiten des Tumors durch Training verlangsamt werden kann, was bedeutet, dass körperliche Aktivität den Krebs beeinflussen kann (Kesting et al., 2020).

3. Pädiatrische Onkologie und Hämatologie

Die pädiatrische Onkologie und Hämatologie setzt sich mit der Diagnose und Behandlung von Krebs- und Blutkrankheiten bei Kindern auseinander. Nach der Epidemiologie folgt eine kurze Beschreibung der häufigsten Krebsarten im Kindes- und Jugendalter und mögliche Therapieformen.

3.1. Epidemiologie

Krebserkrankungen stellen bei Kindern die zweithäufigste Todesursache nach Unfällen dar. In Deutschland treten etwa 1800 Neuerkrankungen bei unter 15-Jährigen auf, was ungefähr 160 Neuerkrankungen pro 1 Million Kinder bedeutet. Die häufigste Diagnosestellung bei Kindern mit 32,9% sind Leukämien, gefolgt von Tumoren des zentralen Nervensystems mit 24,9% und Lymphomen mit 10,7%. Die Prozentangaben beziehen sich auf Daten des Deutschen Kinderkrebsregisters für unter 15-Jährige im Zeitraum von 2006-2015. Das Diagnosespektrum variiert in den einzelnen Altersklassen stark, so machen im Säuglingsalter das Neuroblastom gemeinsam mit dem Retinoblastom und Nephroblastom nahezu die Hälfte der Erkrankungen aus, wohingegen im Kleinkindalter die Leukämien mit 45% an erster Stelle stehen. In der Altersspanne von 5 bis ungefähr 14 machen Leukämien, ZNS-Tumore und Lymphome etwa drei Viertel der Erkrankungen aus. Bei 15- bis 17-Jährigen stellen die Lymphome mit 30% die häufigste Diagnosestellung dar. Die Inzidenz der Krebserkrankung ist bis zu einem Alter von 5 Jahren ungefähr doppelt so hoch wie im Alter von 5 bis 14. Anschließend steigt die Inzidenz wieder an, wobei bei Jungen in jeder Altersgruppe Krebserkrankungen häufiger auftreten als bei Mädchen, das Inzidenzverhältnis liegt bei 1,2:1,0 (Niemeyer & Eggert, 2018, S. 164–165).

Tabelle 1 zeigt die gemeldeten Erkrankungsfälle, Inzidenzen und 10-Jahres-Überlebenswahrscheinlichkeit nach Diagnosegruppen bei Kindern unter 15 Jahre im Zeitraum von 2006-2015 für Deutschland. Bemerkenswert ist, dass die 10-Jahre-Überlebenswahrscheinlichkeit aus gesamter Sicht 83% beträgt und damit deutlich höher ist, als bei Erwachsenen mit malignen Erkrankungen (Niemeyer & Eggert, 2018, S. 164).

Tabelle 1: Gemeldete Erkrankungsfälle, Inzidenzen und 10-Jahres-Überlebenswahrscheinlichkeit nach Diagnosegruppen in Deutschland (Niemeyer & Eggert, 2018, S. 164)

Diagnosegruppe	Anzahl der Erkrankungsfälle	Anteil in %	Inzidenz pro 1 Million Kinder pro Jahr		10-Jahres-Überlebenswahrscheinlichkeit in %
			Altersstandardisiert [a]	Kumulativ [b]	
Leukämien	5.783	32,9	56,5	807	88
– ALL	*4.458*	*25,3*	*43,9*	*624*	*91*
– AML	*743*	*4,2*	*7,3*	*104*	*73*
Lymphome	1.885	10,7	15,8	251	93
– HL	*780*	*4,4*	*6,2*	*102*	*98*
– NHL	*774*	*4,4*	*6,6*	*104*	*88*
Tumoren des zentralen Nervensystems	4.317	24,6	40,1	594	74
Neuroblastome	1.215	6,9	13,5	176	78
Retinoblastome	382	2,2	4,3	56	97
Nierentumoren	974	5,5	10,1	139	93
Lebertumoren	252	1,4	2,7	46	72
Knochentumoren	789	4,5	6,4	104	69
Weichteilsarkome	1.001	5,7	9,4	138	71
Keimzelltumoren	566	3,2	5,3	77	93
Karzinome und maligne Melanome	387	2,2	3,1	51	82
Sonstige	29	0,2	0,2	4	–
Gesamt	**17.580**	**100**	**167,8**	**2433**	**83**

Die nachfolgenden Diagramme zeigen die relativen Häufigkeiten der gemeldeten Erkrankungsfälle nach Diagnosegruppen für unterschiedliche Altersgruppen (Niemeyer & Eggert, 2018, S. 165).

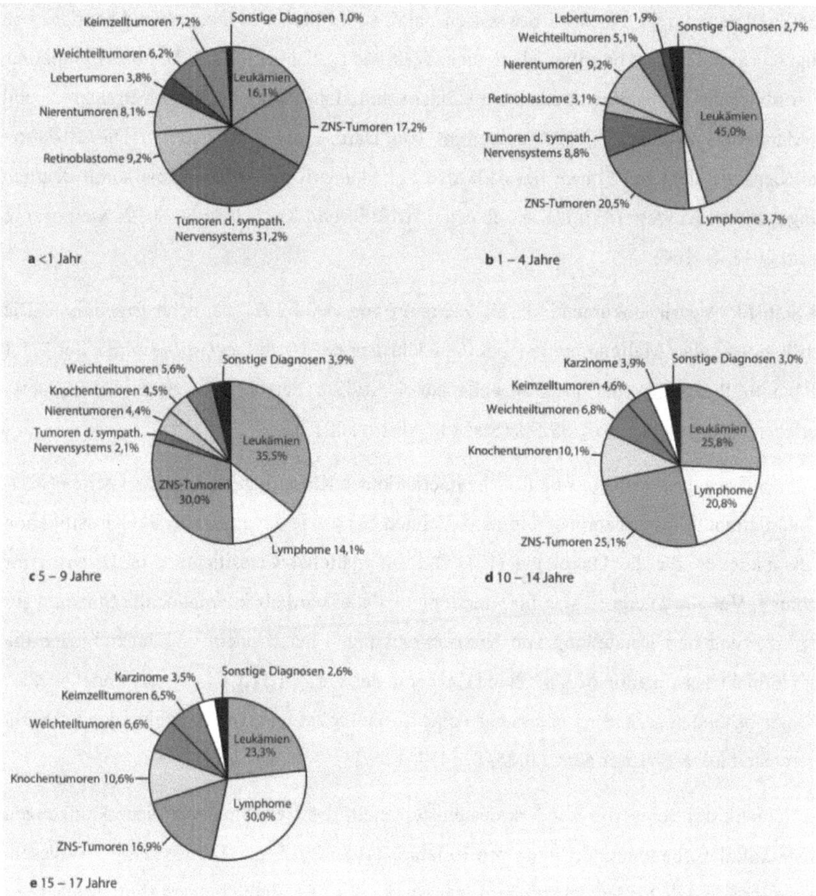

Abbildung 4: Relative Häufigkeiten der gemeldeten Erkrankungsfälle nach Diagnosegruppen für unterschiedliche Altersgruppen in Deutschland (Niemeyer & Eggert, 2018, S. 165).

Die Art der Erkrankung sowie die damit verbundene Therapie unterscheidet sich zwischen Erwachsenen und Kindern sehr stark. Es wird darauf hingewiesen, dass Kinder nicht als kleine Erwachsene zu behandeln sind, da sie sich in ihren psychischen, physischen und psychosozialen Eigenschaften stark unterscheiden. Die Statistik des Zentrums für Krebsregisterdaten in Deutschland aus dem Jahr 2016 dokumentiert eine standardisierte Erkrankungsrate von 348,3 bei Frauen und 422,9 bei Männern. Diese Rate bezieht sich auf je 100.000 Personen, altersstandardisiert nach dem alten Europastandard. Aus Tabelle 1 lässt sich ableiten, dass dieser Wert bei Kindern (167,8/1.000.000) verglichen mit Erwachsenen bei 16,8

Neuerkrankungen liegt. Auch im Erwachsenenalter sind Männer in Deutschland häufiger von malignen Erkrankungen betroffen als Frauen. Während Leukämien, ZNS-Tumore, Lymphome die Vorreiter der Krebserkrankungen bei Kindern sind, dominieren bei Frauen Brustkrebs und bei Männern Prostatakrebs, jeweils gefolgt von Darm- und Lungenkrebs. Die 10-Jahre-Überlebensrate liegt bei Frauen bei 61% und bei Männern bei 54% und ist somit deutlich geringer als bei Kindern (83%) (Kaatsch et al., 2013; Robert Koch-Institut, 2019; Niemeyer & Eggert, 2018, S. 164).

Die Statistik Austria dokumentierte im Zeitraum von 2008-2017 ähnliche Ergebnisse. Die Krebsinzidenz aller Malignome liegt bei 0-14-Jährigen bei 161,6, bei 0-17-jährigen bei 175,1 und bei 0-19-Jährigen bei 177,3 jeweils auf 1 Million Personen bezogen. Die 5-Jahre-Überlebensrate gesamt betrug 85,5% (Statistik Austria, 2017).

Die in der Erwachsenendiagnostik übliche internationale Klassifikation der Krankheiten (ICD-10, International Classification of Diseases, Version 10) sowie die internationale Klassifikation der Krankheiten für die Onkologie (ICD-O-3 International Classification of Diseases for Oncology, Version 3) eignen sich für Kinder nicht, daher wird als internationaler Standard zur Klassifizierung und Darstellung von Krebserkrankungen bei Kindern und Jugendlichen die International Classification of Childhood Cancer in der Version 3 (ICCC-3) verwendet, welche auf einer besonderen Zusammenfassung von Morphologien und Topographien der ICD-O-3 basiert (Steliarova-Foucher et al., 2005, S. 1457–1467).

Eine Statistik des Schweizer Kinderkrebsregisters stellt das Verhältnis von Neuerkrankungen und Sterbefällen über einen Zeitraum von 30 Jahren (1986-2015) dar. Daraus lässt sich ablesen, dass die Indizienrate tendenziell zunimmt, die Sterbefälle aber durch bessere Heilungschancen vermindert wurden (Bundesamt für Statistik, 2018).

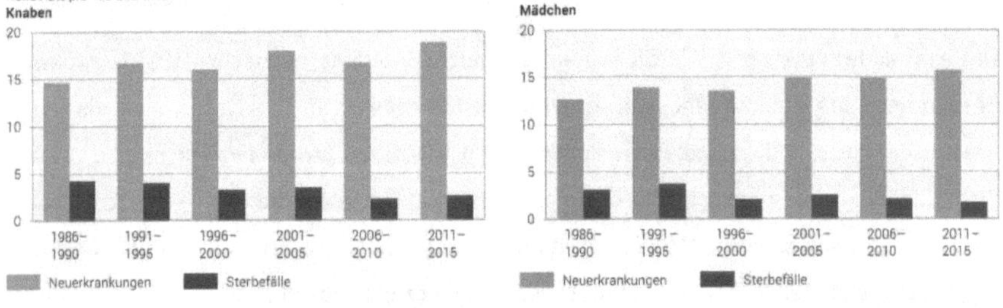

Abbildung 5: Zeitliche Entwicklung von Krebs bei Kindern (Bundesamt für Statistik, 2018)

3.2. Leukämien

Leukämien sind die häufigsten Krebserkrankungen im Kindesalter. Den Großteil der Diagnosen macht die akute lymphoblastische Leukämie (ALL) aus. Weiters können die akute myeloische Leukämie (AML), die chronische myeloische Leukämie (CML) und das Myelodysplastische Syndrom auftreten (Niemeyer & Eggert, 2018, 267-359).

3.2.1. Akute Lymphoblastische Leukämie

Die Akute Lymphoblastische/Lymphatische Leukämie ist eine bösartige Erkrankung des blutbildenden Systems. Sie entsteht im Knochenmark und korreliert mit einer Überproduktion unreifer weißer Blutzellen. Dabei reifen die Leukozyten nicht wie erwartet zu funktionstüchtigen Zellen heran, sondern vermehren sich schnell und unkontrolliert. Durch die hohe Anzahl dieser unreifen weißen Blutkörperchen verdrängen sie die normale Blutbildung mit der Folge, dass weder gesunde Leukozyten noch Erythrozyten oder Thrombozyten in ausreichendem Maße gebildet werden können. Anämie, Infektionen und eine erhöhte Blutungsneigung können die Folge sein. Dadurch dass ALL nicht lokal auftritt, sondern vom Knochenmark aus, das Blut, das lymphatische System und Organsysteme befallen kann, wird sie auch als eine bösartige Systemerkrankung bezeichnet. Ohne Behandlung führt ALL in wenigen Monaten zu schweren Erkrankungen und in weiterer Folge zum Tod (Yiallouros & Henze, 2012).

Unter allen Leukämien bei Kindern, umfasst ALL einen Prozentsatz von ungefähr 80% und ist damit klar an erster Stelle. Des Weiteren macht sie etwa ein Drittel aller Krebserkrankungen bei Kindern und Jugendlichen aus. ALL kann auch im Erwachsenenalter auftreten, jedoch ist die Wahrscheinlichkeit bei Kindern bis zum 5. Lebensjahr am größten (Yiallouros & Henze, 2012).

Die genaue Ursache von ALL ist bislang unbekannt, jedoch weiß man, dass die Krankheit durch die bösartige Veränderung einer Vorläuferzelle der Lymphozyten entsteht und dass die Entartung mit Veränderungen im Erbgut der Zelle einhergeht. Bei Betroffenen liegt eine Genveränderung vor, jedoch wurde dieser veränderte Genabschnitt auch bei Kindern, bei denen die Erkrankung erst nach einigen Jahren oder gar nie auftrat, gefunden. Daraus lässt sich schließen, dass zu ALL neben genetischen und immunologischen Faktoren auch äußere Einflüsse beitragen. Es besteht ein Zusammenhang zwischen ALL und Kindern mit ererbten oder erworbenen Immundefekten, so haben diese häufig ein erhöhtes Risiko an ALL zu erkranken. Die Symptome von ALL sind weitreichend, jedoch beschreibt der Großteil der

Patientinnen und Patienten die Verfassung mit Müdigkeit, allgemeiner Abgeschlagenheit und Lustlosigkeit. Häufig auftretende Symptome sind auch Hautblässe durch Mangel an roten Blutzellen, Fieber, erhöhte Infektneigung, geschwollene Lymphknoten, Bauchschmerzen etc. (Yiallouros & Henze, 2012).

Die Diagnosestellung erfolgt nach Anamnesestellung und körperlicher Untersuchung durch ein Blutbild und darauffolgende Knochenmarkspunktion. ALL lässt sich in weitere Unterkategorien einteilen, die bei der Wahl der Behandlungsstrategie eine wichtige Rolle spielen, in diesem Abschnitt aber nicht berücksichtigt werden. Liegt eine positive Diagnose von ALL vor, so werden in weiterer Folge bildgebende Verfahren wie Ultraschall, Röntgenuntersuchung, Magnetresonanztomographie und Computertomographie angewendet, um eine mögliche Beeinträchtigung der Organe oder Stoffwechselstörungen festzustellen. Um einen Befall des zentralen Nervensystems zu ermitteln, wird zusätzlich eine Lumbalpunktion durchgeführt. Vor Therapiebeginn und auch während der Therapie ist es notwendig, den Allgemeinzustand der Patientin oder des Patienten zu überprüfen. ALL wird mittels Chemotherapie, Strahlentherapie und bei Bedarf mittels einer Stammzellentransplantation therapiert. Auf die Behandlungsmöglichkeiten wird in Kapitel 3.7 näher eingegangen. Die Prognose von Kindern mit ALL hat sich in den letzten Jahrzehnten deutlich verbessert, weshalb ALL mittlerweile zu den am besten behandelbaren Krebserkrankungen zählt. Etwa 90 der jährlich ungefähr 600 in Deutschland erkrankten Kinder und Jugendlichen erleiden ein Rezidiv, welches meist innerhalb der ersten drei Jahre nach Diagnosestellung auftritt (Yiallouros & Henze, 2012).

3.2.2. Akute Myeloische Leukämie

Die Akute Myeloische Leukämie (AML) ist ebenso eine bösartige Erkrankung des blutbildenden Systems, das unbehandelt in kurzer Zeit zum Tod führt. Die Häufigkeit liegt bei 3,7 pro 100.000 Personen und steigt mit dem Alter an, mit altersspezifischer Inzidenz von über 100 Fällen pro 100.000 bei Personen über 70 Jahren (Juliusson et al., 2009).

AML geht mit einer Überproduktion weißer Blutkörperchen einher, woraus häufig Anämie, Infektionen und eine erhöhte Blutungsneigung resultieren. Gleich wie ALL, wird auch AML als bösartige Systemerkrankung bezeichnet. Bei Kindern ist AML mit knapp 20% die zweithäufigste Leukämie. Ihre Entstehung beruht auf einer bösartigen Veränderung unreifer myeloischer Zellen, aus denen im weiteren Entwicklungsverlauf bestimmte weiße Blutzellen (Granulozyten, Monozyten), rote Blutzellen oder Blutplättchen hervorgehen. Bei AML findet meist eine Entartung in den Myoblasten statt, wobei auch andere myeloische Zellen wie die rote Zellreihe und die der Blutplättchen entarten können. Je nach betroffenem Zelltyp, treten verschiedene Formen der AML auf, was zu einer deutlichen Unterscheidung im Krankheitsverlauf und der Heilungschancen führt. Die Ursachen von AML sind unbekannt und gleich wie bei ALL können genetische Veränderungen auch bei gesunden Personen auftreten. Das Risiko ist bei Menschen mit bestimmten ererbten oder erworbenen Immundefekten erhöht. Die auftretende Symptomatik, der Verlauf der Diagnosestellung sowie die Behandlungsmöglichkeiten gleichen der von ALL. Die 5-Jahre-Überlebensrate von an AML erkrankten Kindern und Jugendlichen beträgt 70%. Bei etwa einem Drittel der Betroffenen kommt es zu einem Rezidiv und bei etwa 10% der Patientinnen und Patienten tritt keine Remission ein. Durch gezielte Therapieoptimierungsstudien wird versucht, die Heilungschancen auch für Menschen mit AML zu verbessern (Kaatsch et al., 2018).

3.2.3. Chronische Myeloische Leukämie

Bei der Chronischen Myeloischen Leukämie (CML) verändern sich ebenfalls unreife myeloische Vorläuferzellen. Zusätzlich liegt der Erkrankung eine genetische Veränderung, bezeichnet als Philadelphia- (Ph) Chromosom zu Grunde (Swerdlow, 2008).

Die Inzidenz der CML liegt bei 1,2-1,5/100.000 Personen. In Österreich erkranken jährlich etwa 100-120 Personen an CML, wobei das Risiko im Alter von 55-60 Jahren am höchsten ist. Bei Kindern tritt CML nur sehr selten auf, in Deutschland werden jährlich ungefähr 15-20 Neuerkrankungen bei Kindern und Jugendlichen dokumentiert. Das durchschnittliche Alter der an CMS erkrankten Minderjährigen liegt bei 12 Jahren, wobei eine Diagnosestellung bei unter 3-Jährigen nur sehr selten vorkommt (Hochhaus et al., 2001).

Ohne Einsatz von TKI (Tyrosinkinase-Inhibitoren) ist ein natürlicher 3-stufiger Krankheitsverlauf zu beobachten, beginnend mit einer chronischen Phase, gefolgt von der akzelerierten Phase und abschließend der Blastenkrise, die unbehandelt zum Tod führt. Durch den Einsatz von TKI kann beim Großteil der Patientinnen und Patienten die chronische Phase beziehungsweise eine Remission aufrechterhalten werden. Beim Großteil der Erwachsenen (97%) wird CML in der chronischen Phase diagnostiziert, bei Kindern ist der Anteil mit Erstmanifestation in fortgeschrittener Krankheitsphase mit 5-8% höher. Die Diagnosestellung erfolgt ähnlich wie bei ALL und AML. Therapiert wird CML mittels Tyrosinkinase-Inhibitoren, Interferon-alpha (IFIN-α), Chemotherapie und bei Bedarf Stammzelltransplantation. Die 5-Jahre-Überlebensrate liegt bei pädiatrischen Patientinnen und Patienten bei 94,1% (Hochhaus et al., 2001; Millot et al., 2017; Suttorp et al., 2017).

3.2.4. Myelodysplastisches Syndrom

Das Myelodysplastische Syndrom (MDS) ist eine Erkrankung des blutbildenden Systems, bei der Blutstammzellen ihre Fähigkeit verlieren, funktionstüchtige reife Blutzellen zu bilden. MDS wird häufig bei Menschen über 70 Jahre diagnostiziert und die Krankheitshäufigkeit liegt bei etwa 10-20/100.000 Personen. Der Verlauf umfasst chronische Zytopenien, also eine Verminderung der Anzahl der Zellen im Blut, und kann bei weiterem Fortschreiten zu einer AML führen. Auch bei MDS sind Veränderungen bestimmter Genabschnitte zu beobachten, die durch zahlreiche Einflüsse, wie genotoxischer Stress, angeborene Prädispositionserkrankungen, Exposition gegenüber zytotoxischen Substanzen oder Strahlen entstehen können. Der Krankheitsverlauf hängt von der Interaktion der erkrankten Blutstammzelle mit der Knochenmarksnische ab. Die allogene hämatopoetische Stammzellentransplantation ist die einzige kurative Behandlung, die jedoch nur bei einem geringen Teil der Betroffenen aufgrund des Alters und der Begleiterscheinungen durchführbar ist. Im Allgemeinen erfolgt die Behandlung mittels Transfusionen, Eisenchelation, Wachstumsfaktoren, immunmodulierenden Substanzen und hypomethylierenden Agenzien. Weiters werden Immunmodulatoren, Histondeacelylase-Hemmer, Chemotherapien und Stammzellentransplantationen angewendet. Die Symptomatik ist ähnlich und die Diagnose erfolgt gleich wie bei den bisher beschriebenen Formen der Leukämien. Die Ursache von MDS ist in den meisten Fällen unklar. Die Prognose ist durch die unterschiedlichen Verlaufsformen von MDS sehr unterschiedlich (Bejar et al., 2011; Kaatsch et al., 2018).

3.3. ZNS – Tumoren

ZNS-Tumoren sind mit etwa 24% die zweithäufigste Krebserkrankung im Kindes- und Jugendalter. Durch multimodale Therapieansätze konnten die Überlebensraten von 20% (1970) auf über 75% gesteigert werden. In Deutschland lassen sich jährlich etwa 400 Neuerkrankungen bei Kindern und Jugendlichen dokumentieren. Mehr als die Hälfte aller ZNS-Tumoren bei Kindern und Jugendlichen liegt in der hinteren Schädelgrube oder hinter dem Hirnstamm. Ein Tumor kann dort den Liquor Abfluss behindern und zu einem Anstieg des intrakraniellen Drucks führen. Symptome sind Kopfschmerzen, Übelkeit, Erbrechen, abnormes Kopfwachstum, Wesensveränderung, Gedeihstörung, oder primär neurologische Symptome wie Kopfschiefhaltung oder Einwärtsschielen. Bei spinalen Tumoren können Schmerzen, Parästhesien, Sensibilitätsstörungen, Schwächegefühl, eine Störung des autonomen Nervensystems und Ataxie auftreten. Hirntumoren entstehen bei Kindern und Jugendlichen meist sporadisch, also ohne erkennbare familiäre oder umgebungsbedingte Ursache. Die

Diagnostik von Hirntumoren erfolgt mittels bildgebender Verfahren, wie Magnetresonanztomographie, Computertomographie, Sonographie und Aminosäure-PET. Zu einer endgültigen Sicherung der Diagnose wird eine Biopsie durchgeführt. Behandelt werden ZMS-Tumore in der Regel mittels neurochirurgischer Tumorentfernung, Strahlentherapie und Chemotherapie, welche eine möglichst hohe Überlebenswahrscheinlich sowie eine Verringerung der Nebenwirkungen und Spätfolgen zum Ziel haben (Frühwald & Rutkowski, 2011, S. 390–397; Langen et al., 2008, S. 55–61).

3.3.1. Low Grade Gliome

Low Grade Gliome (LGG) gehören zu den soliden Tumoren und sind geringgradig bösartige Gliome des zentralen Nervensystems. Mit einem Anteil von 40-50% bilden sie den Großteil der ZNS-Tumoren. Häufig treten sie im Kleinhirn und in den zentralen Anteilen des Großhirns auf, können aber grundsätzlich in allen Teilen des Gehirns auftreten. Die Ursache der Entstehung eines LGG ist weitgehend ungeklärt, jedoch handelt es sich um eine bösartige Veränderung der Gliazellen. Behandelt werden LGG wenn möglich durch einen neurochirurgischen Eingriff, der meist eine komplette Resektion des Tumors zum Ziel hat, gefolgt von einer adjuvanten Therapie. Ein Teil der Patientinnen und Patienten benötigt eine Chemo- und/oder Strahlentherapie, wobei Letzteres erst bei Kindern ab 8 Jahren empfohlen wird. Die Prognose hängt stark von Ort und Operabilität des Tumors ab, ist bei Kindern und Jugendlichen grundsätzlich aber sehr gut (Frühwald & Rutkowski, 2011; Kaatsch et al., 2018).

3.3.2. High Grade Gliome

High Grade Gliome (HGG) gehören ebenfalls zu den soliden Tumoren und sind hochgradig bösartige Gliome des zentralen Nervensystems. HGG machen 15-20% der ZNS-Tumoren im Kindes- und Jugendalter aus. Auch sie können in jeder Hirnregion auftreten, am häufigsten sind sie im Hirnstamm und in der Großhirnrinde zu finden. Ohne Behandlung führt diese Erkrankung in kürzester Zeit zum Tod. Die Prognose von Kindern mit einem hochmalignen Gliom ist sehr ungünstig und liegt in Deutschland gesamt nur bei 10-19% nach der 5-Jahres-Überlebensrate. Die Strahlentherapie bietet hier die Basis der Therapieansätze. Weitere Therapieverfahren sind die Operation und Chemotherapie. Bei der Behandlung ist zwischen kurativer Therapie und Palliativtherapie zu unterscheiden. Die Rezidivrate ist bei Kindern und Jugendlichen mit einem HGG mit 85% sehr hoch (Frühwald & Rutkowski, 2011; Kaatsch et al., 2018).

3.3.3. Medulloblastom, embryonale, nicht-rhabdoide ZNS-Tumoren und Pineoblastom

Medulloblastom, embryonale, nicht-rhabdoide ZNS-Tumoren und Pineoblastom sind Tumoren, die sich im Gehirn oder Rückenmark bilden. Am häufigsten tritt der primitiv neuroektodermale Tumor (PNET) mit 25% im Kleinhirn auf, der Medulloblastom genannt wird. Die Gesamtheit aller primitiv neuroektodermalen Tumoren bildet nach den LGG die zweithäufigste Gruppe der ZNS-Tumoren. PNET tritt am häufigsten im Kleinkindalter auf. CNS-PNET geht überwiegend von einer Großhirnhälfte oder dem Zwischenhirn aus. Pineoblastome sind seltene maligne Hirntumore, ausgehend von der Epiphyse. Jährlich erkranken in Deutschland etwa 90 Kinder und Jugendliche an einem Medulloblastom oder CNS-PNET. Die 5-Jahre-Überlebensrate der betroffenen Kinder und Jugendlichen liegt bei 60-80%. Unter den soliden Tumoren ist das Medulloblastom mit knapp 20% führend, CNS-PNET und Pineoblastome betragen gemeinsam nur etwa 5%. Die meisten Diagnosen eines Medulloblastoms werden zwischen fünf und sieben Jahren gestellt, Kinder mit einer CNS-PNET- oder Pineoblastom-Diagnose sind meist etwas jünger. Die Ursache der Entstehung ist noch weitgehend ungeklärt, jedoch handelt es sich um eine bösartige Veränderung des Nervengewebes. Die Behandlung erfolgt mittels Operation, Bestrahlung und Chemotherapie (Kaatsch et al., 2018).

3.3.4. Ependymom

Das Ependymom ist ein Tumor des zentralen Nervensystems, welches am häufigsten in der hinteren Schädelgrube, im Kleinhirn, im Hirnstamm und am oberen Halsmark aufritt. Ausgangspunkt sind bösartig veränderte Ependymzellen, welche die Hirnventrikel und den Rückenmarkskanal auskleiden. Ependymome machen zirka 10% der ZNS-Tumore bei Kindern und Jugendlichen aus. In Deutschland dokumentiert man jährlich etwa 35 bis 45 Neuerkrankungen an einem Ependymom in diesen Altersgruppen. Die durchschnittliche Diagnosestellung erfolgt bei Kindern im Alter von ungefähr 6 Jahren. Die 10-Jahres-Überlebensrate liegt bei dieser Erkrankung derzeit bei 70%. Je nach Art des Ebendymoms variiert die Rezidivrate. Die Ursachen sind weitgehend ungeklärt, jedoch wird vermutet, dass die Genveränderungen nicht vererbt werden, sondern früh in der Entwicklung entstehen. Die Behandlung erfolgt mittels neurochirurgischer Tumorentfernung, Strahlentherapie und Chemotherapie. Der Vorteil einer Chemotherapie wurde noch nicht belegt, jedoch kann durch diese der Zeitpunkt der Bestrahlung bei jungen Kindern hinausgezögert werden (Tallen & Yiallouros, 2007).

3.3.5. Kraniopharyngeom

Als Kraniopharyngeom bezeichnet man eine seltene Fehlbildung der Schädelbasis, welche bereits vorgeburtlich angelegt ist. Diese Erkrankung umfasst 1-4% der Gehirntumore im Kindesalter. In Deutschland werden jährlich etwa 40 Neuerkrankungen dokumentiert. Am häufigsten wird die Diagnose bei 5-10-jährigen gestellt. Erwachsene erleiden diese Krankheit hauptsächlich zwischen dem 50. und 75. Lebensjahr. Die Langzeitüberlebensrate der Patientinnen und Patienten beträgt 92%. Häufig treten neben den allgemeinen Symptomen für ZNS-Tumore auch Sehstörungen auf. Die Leistung der Hypophyse und des Sehnervs wird durch das Kraniopharyngeom oft beeinträchtigt. Therapieoptionen sind eine Operation, Strahlentherapie oder medikamentöse Therapie. Die Rezidivrate liegt bei 23%. Die Chemotherapie ist hier nicht hilfreich, da es sich nicht um einen Tumor mit den histologischen Kriterien hoher Malignität handelt (Choux et al., 1991; Hargrave, 2006; Müller et al., 2008).

3.3.6. Choroid Plexus Tumor

Der Choroid Plexus Tumor (CPT) ist ein seltener Tumor des zentralen Nervensystems, der durch Wucherung des Adergeflechts der Hirnventrikel (Plexus choroideus) entsteht. CPT können gut- und bösartig sein. Diese Art von Tumoren machen nur etwa 0,5% der ZNS-Tumore bei Kindern und Jugendlichen aus. Kleinkinder, vor allem im ersten Lebensjahr sind am häufigsten betroffen. In Deutschland erkranken 10-15 Kinder und Jugendliche jährlich neu an einem CPT. Kinder mit angeborenen Fehlbildungskrankheiten haben ein erhöhtes Risiko an CPT zu erkranken. Auch hier geht man davon aus, dass die nachweisbaren Genveränderungen nicht vererbt, sondern im sehr frühen Stadium der Entwicklung erworben werden. Neben den gängigen Symptomen für ZNS-Tumore, kennzeichnet sich CPT durch Hydrocephalus. CPT Tumoren bilden Liquor in so großen Mengen, dass es durch das große Volumen zu krankhaften Erweiterungen der Hirnventrikel kommt. Die Diagnosestellung und -sicherung erfolgt in wie für ZNS-Tumoren bekannter Weise. Als Behandlungsmethoden werden Chemotherapie, neurochirurgische Eingriffe sowie altersabhängig die Strahlentherapie angewendet. Die Prognose variiert mit der Tumorart, liegt im Allgemeinen aber bei 60-100% (Kaatsch et al., 2018).

3.3.7. Rhabdoidtumor

Rhabdoide Tumoren sind seltene, höchst aggressive Tumoren, die meist in Gehirn, Rückenmark, Nieren, Leber und Weichgewebe entstehen. Am häufigsten tritt ein Rhabdoidtumor in den ersten beiden Lebensjahren auf. Meistens entsteht der Tumor im Kleinhirnbrückenwinkel und Großhirn. Seltener kommt es zu solchen Tumoren im Bereich der Zirbeldrüse, im Rückenmark oder multifokal (Frühwald & Graf, 2006).

Wie auch die Lokalisation, sind die Symptome von Rhabdoidtumoren breit gefächert. Dazu zählen Atemnot, Tumormasse im Abdomen, Lähmungen etc. Die Diagnostik erfolgt allgemein wie bei ZNS-Tumoren. Behandelt werden Rhabdoidtumoren durch Resektion der Tumormasse sowie Chemo- und Strahlentherapie. Die Heilungschancen sind bei dieser Tumorart geringer als bei anderen und hängt von Art und Lokalisation des Tumors ab. Die 5-Jahres-Überlebensrate beträgt 20% (PDQ, 2019).

3.4. Lymphome

Maligne Lymphome sind Krebserkrankungen des lymphatischen Gewebes, die sich durch eine Schwellung der Lymphknoten äußern. Mit ungefähr 200 Neuerkrankungen pro Jahr unter Kinder und Jugendlichen in Deutschland liegen sie mit etwa 11% an dritter Stelle der Krebserkrankungen Minderjähriger. Lymphome sind systemische Erkrankungen und werden primär in das Hodgkin-Lymphom und die Gruppe der Non-Hodgkin-Lymphome eingeteilt (Kaatsch et al., 2018).

3.4.1. Hodgkin-Lymphom

Das Hodgkin-Lymphom wird auch Morbus Hodgkin, Hodgkin'sche Erkrankung, Lymphdrüsenkrebs oder Lymphogranulomatose genannt und ist eine bösartige Erkrankung des lymphatischen Systems. Es entsteht durch eine bösartige Veränderung der B-Lymphozyten, eine Gruppe weißer Blutkörperchen, die sich hauptsächlich im lymphatischen Gewebe aufhalten. Überall, wo sich lymphatisches Gewebe befindet, kann daher auch ein Hodgkin-Lymphom auftreten, wie etwa Lymphknoten, Leber, Lunge, Knochenmark, Milz etc. Unbehandelt führt das Hodgkin-Lymphom zum Tod (Kaatsch et al., 2018).

Das Hodgkin-Lymphom ist die häufigste Lymphom-Erkrankung im Kindes- und Jugendalter, mit ungefähr 80 Neuerkrankungen pro Jahr in Deutschland für Kinder und Jugendliche unter 15 Jahren und 180 Neuerkrankungen bei Patientinnen und Patienten unter 18 Jahren. Kleinkinder sind nur sehr selten vom Hodgkin-Lymphom betroffen und die Prävalenz steigt mit steigendem Alter an. Die genauen Ursachen sind bisher unbekannt, jedoch weiß man, dass die genetischen Veränderungen bei manchen Patientinnen und Patienten zum Krankheitsausbruch führen, bei anderen jedoch unbeachtet bleiben. Das Risiko einer Erkrankung ist bei Patientinnen und Patienten mit angeborenen oder erworbenen Erkrankungen des Immunsystems erhöht. Das erste Symptom ist meist die Vergrößerung eines oder mehrerer Lymphknoten, ansonsten verläuft die Symptomatik ähnlich wie bei an Leukämie erkrankten Personen. Nach der Anamnese, körperlichen Untersuchung und bildgebenden Verfahren erfolgt bei Verdacht eines Lymphoms eine Biopsie des befallenen Gewebes. Demnach wird ein Vorliegen eines Lymphoms verworfen oder bestätigt und weiter klassifiziert. Der vorliegende Typ des Hodgkin-Lymphoms spielt eine Rolle bei der Behandlung. Mögliche Behandlungsmethoden sind die Chemotherapie, Strahlentherapie, Hochdosis-Chemotherapie und anschließende Stammzellentransplantation. Die Heilungsaussichten bei Kindern und Jugendlichen mit einer Ersterkrankung sind mit über 95% der Patientinnen und Patienten sehr hoch. Etwa 11% der erkrankten Kinder und Jugendlichen unter 18 Jahren erleiden ein Rezidiv (Kaatsch et al., 2018).

3.4.2. Non-Hodgkin-Lymphom

Das Non-Hodgkin-Lymphom (NHL) ist ebenfalls eine bösartige Erkrankung des lymphatischen Systems, die zu den malignen Lymphomen gehört. Die meisten NHL im Kindes- und Jugendalter sind hochgradig bösartig und führen unbehandelt in kürzester Zeit zum Tod. Durch moderne Untersuchungsmethoden und standardisierte Behandlungsformen können heute aber etwa 90% der Patientinnen und Patienten geheilt werden (Kaatsch et al., 2018).

Laut Angaben des Deutschen Kinderkrebsregisters erkranken etwa 110 Kinder und Jugendliche unter 15 Jahren jährlich neu an NHL, wobei die Prävalenz mit dem Alter ansteigt. Vor dem vierten Lebensjahr ist ein Auftreten von NHL äußerst unwahrscheinlich (Kaatsch et al., 2018).

Die Ursachen sind wie bei Morbus Hodgkin weitgehend unbekannt und das Risiko einer Erkrankung ist bei Patientinnen und Patienten mit angeborenen oder erworbenen Immundefekten ebenfalls erhöht. Auch die Symptomatik und Methoden der Diagnostik, sowie die Behandlung sind bei Hodgkin-Lymphomen und NHL ähnlich. Im Allgemeinen können bei richtigem Vorgehen etwa 90% der Erkrankten geheilt werden. Die Rezidivrate beträgt 10-15% (Kaatsch et al., 2018).

Eine Unterscheidung zwischen Hodgkin-Lymphomen und Non-Hodgkin-Lymphomen ist nur durch eine Untersuchung von Gewebeproben unter dem Mikroskop möglich, so wird das Hodgkin-Lymphom durch von Reed-Sternberg-Riesenzellen befallene Lymphknoten und Organe charakterisiert. Alle malignen Lymphome ohne diese Zellen werden als Non-Hodgkin-Lymphome bezeichnet (Küppers et al., 1999).

3.5. Neuroblastom

Neuroblastome sind bösartige Tumore, die aus veränderten Zellen des sympathischen Nervensystems entstehen. Sie sind nach den ZNS-Tumoren die häufigsten soliden Tumoren im Kindes- und Jugendalter und machen etwa 7% der Krebserkrankungen aus. Neuroblastome können im gesamten sympathischen Nervengewebe auftreten, am häufigsten sind sie jedoch im Nebennierenmark und im Bereich der Nervengeflechte, dem Grenzstrang. In Deutschland werden etwa 130 Neuerkrankungen pro Jahr dokumentiert (Kaatsch et al., 2018).

Ungefähr bei der Hälfte der Patientinnen und Patienten lassen sich zum Zeitpunkt der Diagnosestellung schon Metastasen in anderen Organen feststellen. Neuroblastome können sich spontan zurückbilden (Niemeyer & Eggert, 2018).

Neuroblastome sind embryonale Tumoren, die vor allem im frühen Kindesalter auftreten. Am häufigsten sind Kinder im ersten Lebensjahr betroffen und insgesamt sind 90% der Betroffenen unter sechs Jahren. Bei 40% der Patientinnen und Patienten wird der Tumor zufällig entdeckt, da sie keinerlei Symptome aufweisen. Die im fortgeschrittenen Stadium auftretenden Symptome variieren nach Art und Lokalisation des Neuroblastoms. Im Normallfall wird eine Kombination aus Operation und Chemotherapie als Behandlungsmethode angewendet. Bei einer unvollständigen Tumorentfernung wird eine Bestrahlung der Tumorregion als Therapiemethode angeschlossen. Die Prognose hängt stark von Alter, Art, Lokalisation und Aggressivität des Tumors ab (Kaatsch et al., 2018).

3.6. Nephroblastom

Das Nephroblastom wird auch als Wilms-Tumor bezeichnet und ist ein bösartiger Tumor der Niere. Jährlich erkranken in Deutschland etwa 100-130 Kinder und Jugendliche an einem Nierentumor. Insgesamt betragen die Nierentumore 5,6% der Krebserkrankungen im Kindes- und Jugendalter. Die häufigste Diagnosestellung betrifft Kinder bis einschließlich dem dritten Lebensjahr. Unter den Nierentumoren steht das Nephroblastom mit 85% an erster Stelle. Mädchen sind um 10% häufiger betroffen als Jungen. Die Prognose ist mit 93% Langzeitüberlebenden sehr gut (Furtwängler & Graf, 2018; Kaatsch et al., 2018).

3.7. Therapieformen

Im folgenden Kapitel wird auf mögliche Therapieformen pädiatrischer onkologischer Erkrankungen eingegangen. Dabei werden die unterschiedlichen Methoden allgemein vorgestellt, nicht aber krankheitsspezifisch diskutiert. Durch die Komplexität der interdisziplinären Vernetzung der Versorgungsstruktur ist eine intensive Beratung durch den Therapeuten zur Planung eines individuellen Therapiekonzepts unter Einbeziehung medizinischer, physiologischer und psychologischer Aspekte notwendig. Zahlreiche Faktoren bestimmen, ob ein kurativer oder palliativer Ansatz angewendet wird. Durch ein multimediales

Therapiekonzept konnte eine deutliche Verbesserung der Trainingsergebnisse bei reduzierter Patientenbelastung erreicht werden (Baumann & Herweg, 2008, S. 9).

3.7.1. Behandlungsziele

Die Behandlungsziele variieren je nach Ausdehnung der Erkrankung und der in Frage kommenden Möglichkeiten. Man unterscheidet zwischen primär definierter, adjuvanter, neoadjuvanter und palliativer Therapie (Baumann & Herweg, 2008, S. 10–16).

- Primär definierte Therapie

  Wird eine maligne Erkrankung durch unterschiedliche Modalitäten als heilbar angesehen, so erfolgt die Therapie unter primär kurativem Aspekt. Das Therapieziel soll durch eine, auf die Therapiephase begrenzte, erhöhte Akuttoxizität erreicht werden
- Adjuvante Therapie

  Ist das Risiko bezüglich einer Metastasierung oder eines lokalen Rezidivs nach der Primärtherapie erhöht, so erfolgt eine Begleittherapie, wie zum Beispiel die Chemotherapie oder Strahlentherapie, um die gewünschte Tumorfreiheit zu erreichen.
- Neoadjuvante Therapie

  Eine neoadjuvante Therapie wird bei einer inoperablen lokal-fortgeschrittenen Erkrankung angewendet, um gegebenenfalls eine operable Situation mit Heilungsoption zu erreichen. Zudem kann durch eine Tumorverkleinerung eine schonendere und weniger eingreifende Operation mit Erhalt wichtiger Körperfunktionen erreicht werden.
- Palliative Therapie

  Eine palliative Therapie wird angewendet, wenn keine Heilungschance der malignen Erkrankung besteht. Hier steht die Tumorstabilisierung, sowie die Symptomkontrolle im Vordergrund. Das wichtigste Ziel ist ein bestmöglicher Erhalt der Lebensqualität durch Tumorkontrolle. Schmerztherapie, Körperpflege sowie menschlicher und seelischer Bestand stehen hier im Vordergrund.

3.7.2. Operative Therapie

Eine operative Therapie wird häufig bei soliden Tumoren angewendet. Ihr Ziel ist die Entfernung es betroffenen Gewebes, um eine postoperative Tumorfreiheit zu erreichen. Ist ein operativer Eingriff zum Zeitpunkt der Diagnosestellung nicht mehr möglich, geht dem häufig eine neoadjuvante Therapie (Siehe Kapitel 3.7.1) voraus. Bei einer nicht kurativ angehbaren Erkrankung können Operationen auch zur Verhinderung von Komplikationen oder als Therapie bei lokalen Beschwerden eingesetzt werden. Im Allgemeinen konnte durch verbesserte Operationstechniken ein deutlicher Rückgang von Komplikationen und eingriffsbedingten

Beeinträchtigungen des Allgemeinzustandes und der Lebensqualität erreicht werden. Häufige postoperative Folgen sind der Verlust von Extremitäten-/Körperfunktionen, Schluck-/Atemstörung bei Kopf-Hals-Tumoren, Ruhe-/Belastungsdyspnoe nach Lungensekretion, abdominale Schmerzen bei Verwachsungen, Kurzdarmsyndrom mit Resorptionsstörungen, anus praeter, Lymphabflussstörungen mit chronischem Lymphödem sowie belastende Änderungen des Äußeren (Baumann & Herweg, 2008, S. 12–13).

3.7.3. Medikamentöse Therapie

Durch die fortschreitende Entwicklung der Zytostatika und Weiterentwicklung der begleitenden Therapeutika können immer bessere Überlebensprognosen und eine deutlich bessere Verträglichkeit der meisten Therapieprotokolle erreicht werden. Zu den medikamentösen Behandlungsmöglichkeiten zählen die Chemotherapie und die molekular zielgerichteten Therapieformen (Baumann & Herweg, 2008, S. 13–16).

- Chemotherapie

  Bei der Chemotherapie greifen Substanzen auf unterschiedlichen Wegen in den Zellzyklus ein, um die Vermehrung der unerwünschten sich teilenden Zellen zu kontrollieren. Daraus folgt die direkte oder indirekte Zerstörung der betroffenen Zellen und Gewebe. Doch durch diese Substanzen werden auch gesunde, körpereigene Körperzellen zerstört, was zwangsläufig zu Nebenwirkungen führt. Besonders davon betroffen sind schnell regenerierendes Gewebe wie Haut und Schleimhäute, Haare, Magen-Darm-Trakt, Blutbildung und Immunsystem, Keimzellen und Nervenzellen. Durch den Blutstrom werden die Zellgifte im gesamten Organismus verteilt, was zu unterschiedlichen Beschwerdebildern und Leistungseinschränkungen führen kann. Besonders davon betroffen sind lebenswichtige Organe wie Herz, Lunge, Niere, Leber, Nerven, Blutbildung und Immunsystem. Die toxische Wirkung der Chemotherapie führt zwangsläufig zu einer Immunschwäche mit erhöhter Infektanfälligkeit der Patientinnen und Patienten. Im Normalfall regeneriert sich der Körper nach abgeschlossener Chemotherapie wieder, auch wenn dies, je nach Schädigung, viel Zeit in Anspruch nehmen kann (Baumann & Herweg, 2008, S. 13–14).

- Zielgerichtete Therapie

  Durch ein zunehmendes Verständnis pathologischer und pathophysiologischer Zusammenhänge der Zellverteilung von Tumorzellen, sowie durch die Weiterentwicklung der Technik im molekularbiologischen Bereich, erschlossen sich weitere therapeutische Ansätze. Dazu zählen die Therapie durch monoklonale

Antikörper, Tyrosinkinase-Inhibitoren und weiter „small molecules", Hormontherapie und Immuntherapeutika (Baumann & Herweg, 2008, S. 14–15).

- Monoklonale Antikörper: Durch eine spezielle Antikörpertherapie ist es möglich, Zellen mit genau definierten Eigenschaften gezielt zu zerstören. Ebenso entwickelte man Antikörper gegen den Gefäßwachstumsfaktor und den Wachstumsfaktorrezeptor auf der Tumorzelle oder der Blutgefäßzelle.
- Tyrosinkinase-Inhibitoren und weitere „small molecules"
  Bei dieser Therapieform wird versucht, die innerzellulären Mechanismen des Tumorwachstums zu beeinflussen. Bestimmte Substanzen binden an Proteine, die in der Entstehung bestimmter Krankheiten eine Rolle spielen und hemmen dadurch ihre Stoffwechselaktivität und somit die Vermehrung der pathologischen Zellen. Dieses Prinzip findet vor allem bei der chronischen myeloischen Leukämie (CML), Bronchialkarzinomen, Pankreaskarzinomen, Nierenkarzinomen und dem myelodysplastischen Syndrom (MDS) Anwendung.
- Hormontherapie
  Manche Tumorarten reagieren auf die Stimulation bestimmter Hormonrezeptoren mit Aktivitätssteigerung und Wachstum. Durch eine Antihormontherapie wird der Rezeptor blockiert und die Zellaktivität reduziert. Östrogen, Progesteron- und Androgenrezeptoren können medikamentös beeinflusst werden, was aber auch hormontypische Nebenwirkungen mit sich bringt.
- Immuntherapie
  Bei der Immuntherapie wird versucht, das Immunsystem durch körperverwandte Substanzen wie Interferone und Interleukine zu stärken. Durch die schlechte Verträglichkeit und die Etablierung der spezifischen Therapeutika nimmt der Einsatz solcher Therapierformen ab (Baumann & Herweg, 2008, S. 14–15).

3.7.4. Strahlentherapie

Durch Bestrahlung kann in einigen Fällen eine sehr gute Tumorkontrolle oder komplette Remission erzielt werden. Manche Tumorarten sind jedoch strahlenresistent, weshalb eine Strahlentherapie keine Wirkung zeigt. Die Bestrahlung ist eine lokale Maßnahme, die im Bereich des Strahlungsfeldes wirkt. Je nach Tumorart wird eine Teilchen- oder Gammastrahlung angewendet. Diese schädigen die Erbsubstanz der Zellen und stoppen die Zellteilung. Nebenwirkungen wie Haut-/Schleimhautschädigungen, Schäden an

Sinnesorganen, chronische Schmerzen, Funktionseinschränkungen solider Organe und sekundäre Malignome sind möglich (Baumann & Herweg, 2008, S. 16).

3.7.5. Stammzellentransplantation

Die Stammzellentransplantation wird nicht als Standardtherapie für Krebs erwähnt, da sie nur bei gewissen malignen Erkrankungen sinnvoll und zielführend ist und nur in Kombination mit medikamentöser Therapie möglich ist. Doch bei einigen der bereits vorgestellten häufigen Krebserkrankungen im Kindes- und Jugendalter ist eine Stammzellentransplantation angebracht. Dabei werden dem Körper, unmittelbar nach der Chemotherapie gesunde Stammzellen über das Blut zugeführt. Ziel ist es, dass sich diese Stammzellen im Knochenmark ansiedeln und frische Blutzellen bilden. Diese Therapieform ist sehr belastend und risikoreich und wird daher nur bei einem Scheitern vorangehender Maßnahmen oder einer hohen Rückfallswahrscheinlichkeit angewendet. Eine Stammzellentransplantation kann autolog, also durch eigene Stammzellen oder allogen mittels Zellen anderer Personen erfolgen (Saleh & Brockopp, 2001, S. 308–314).

4. Trainingstherapie in der pädiatrischen Onkologie

Der Kernbereich der Arbeit widmet sich der Trainingstherapie in der pädiatrischen Onkologie. Zu Beginn werden allgemeine Guidelines für Patientinnen und Patienten mit onkologischen Erkrankungen gelistet, bevor die Guidelines für Kinder und Jugendliche im Speziellen betrachtet werden. Anschließend folgen Maßnahmen zur Beurteilung der Belastungsfähigkeit vor Trainingsbeginn, sowie Kontraindikationen für die Ausübung des Trainings. Dann folgt ein Überblick über die aktuelle Studienlage im Bereich der Trainingstherapie für krebskranke Kinder und Jugendliche während und nach abgeschlossener Krebstherapie.

4.1. Allgemeine Guidelines für Patientinnen und Patienten mit onkologischen Erkrankungen

Im folgenden Kapitel werden die allgemeinen Bewegungsempfehlungen, für an Krebs erkrankte Patientinnen und Patienten, präsentiert.

4.1.1. ACSM International Multidisciplinary Roundtable

Im Jahr 2018 fand das zweite große Diskussionstreffen zum Thema Bewegungsempfehlungen für Patientinnen und Patienten mit onkologischen Erkrankungen statt. Experten zum Thema Krebs aus unterschiedlichen Fachrichtungen entwarfen Guidelines, um körperliches Training als Therapiemethode zur Verbesserung von Fitness, Wiederherstellung körperlicher

Funktionen, Verbesserung der Lebensqualität und Verminderung der Cancer Related Fatigue (CRF), zu implementieren. Diese basieren auf aktuellen wissenschaftlichen Erkenntnissen und sind eine Überarbeitung der gesetzten Guidelines vom ersten Diskussionstreffen im Jahr 2010 (Campbell et al., 2019). Die Bewegungsempfehlungen halten sich an die „Physical Activity Guidelines for adults with chronic conditions" (2008) und umfassen wöchentlich mindestens 150 Minuten aerobe Aktivität, Krafttraining an zwei oder mehreren Tagen, tägliches Stretching der großen Muskelgruppen und krankheitsspezifisches adaptiertes Training (US Department of Health & Human Services, 2008).

Der sogenannte "ACSM International Multidisciplinary Roundtable on Physical Activity and Cancer Prevention and Control" fand 2018 mit 40 Repräsentantinnen und Repräsentanten von 20 Organisationen weltweit in San Francisco statt. Ziel dieses Meetings war die Entwicklung von detaillierteren Trainingsempfehlungen für krebsbezogene Gesundheitsparameter. Dabei wurde vorwiegend Ausdauer-, Kraft-, und kombiniertes Kraft- und Ausdauertraining diskutiert (Campbell et al., 2019).

Vergleicht man die Zielbereiche des therapeutischen Trainings von Pedersen & Saltin (2006), Pathophysiologie, Symptomatik, Fitness und Lebensqualität mit den Beobachtungskriterien des „ACSM International Multidisciplinary Roundtable on Physical Activity and Cancer Prevention and Control" (2018), so ist anzumerken, dass durch die Parameter Angst, Knochengesundheit, Kardiotoxizität, Chemotherapie-induzierte periphere Neuropathie, kognitive Funktionen, depressive Symptome, Stürze, Müdigkeit, gesundheitsbezogene Lebensqualität, Lymphödeme, Nausea, Schmerz, körperliche Funktionen, Sexualfunktion, Schlaf und Behandlungstoleranz, alle Zielbereiche abgedeckt sind (Campbell et al., 2019).

Es wurden nur Studien einbezogen, die über eine einigermaßen evidenzbasierte Angabe von Belastungsempfehlungen (FITT – Frequency, Intensity, Time, Type) verfügen. Die stärksten Auswirkungen von körperlicher Aktivität zeigten sich bei Angst, depressiven Symptomen, Müdigkeit, gesundheitsbezogener Lebensqualität, Lymphödem und körperlichen Funktionen. Moderate Erfolge durch körperliches Training zeigen sich in der Knochengesundheit und der Schlafqualität. Aus wissenschaftlicher Sicht sind Korrelationen zwischen körperlicher Aktivität und Kardiotoxizität, Chemotherapie-assoziierter peripherer Neuropathie, kognitiven Funktionen, Stürzen, Übelkeit, Schmerz, Sexualfunktion und Behandlungstoleranz als mangelhaft zu beurteilen (Campbell et al., 2019).

An dieser Stelle ist anzumerken, dass sich die meiste Literatur auf häufige Krebsarten wie Brustkrebs und Prostatakrebs bezieht, weshalb die Ergebnisse nicht zwingend auf andere

Krebstypen zutreffen müssen. In diesem Bereich ist weitere Forschung von Nöten, um Auswirkungen von Training auf diverse Krebstypen sowie unterschiedliche Stadien besser und spezifischer betrachten zu können (Courneya, 2014, S. 102–109).

Idealerweise erhält jede Patientin und jeder Patient eine individuale Trainingsempfehlung, basierend auf Auswertungen der gesundheitsbezogenen körperlichen Fitnessparameter. Um eine unnötige Startverzögerung zu vermeiden, wird bei Aktivitäten mit geringer Intensität wie Gehen und Rad fahren, sowie bei Krafttraining mit allmählicher Steigerung und Flexibilitätsübungen bei den meisten Patientinnen und Patienten auf die Auswertung verzichtet (Campbell et al., 2019).

Bei der Erhebung der Trainierbarkeit muss auf einige Faktoren Rücksicht genommen werden. Vor Start der Testungen ist es unumgänglich, über die Krankheitsgeschichte und alle Kontraindikationen der oder des Trainierenden Bescheid zu wissen. (Riebe et al., 2018). Außerdem sollten dem Therapeuten oder der Therapeutin die häufigsten Giftstoffe der Krebstherapie und deren Auswirkungen auf Brüche und kardiovaskuläre Ereignisse, Neuropathien oder muskuloskelettale Erkrankungen, bekannt sein. Die Erhebung des 1-RM ist bei Patientinnen und Patientinnen ohne Knochenmetastasen sicher (Schmitz et al., 2010). Bei Vorhandensein von Knochenmetastasen oder Verdacht auf Osteoporose durch Routineuntersuchungen, ist die Abklärung mit dem zuständigen Arzt vor Testbeginn erforderlich (Campbell et al., 2019).

Die aktuelle Studienlage bestärkt die positiven Adaptionen von Patientinnen und Patienten mit malignen Erkrankungen durch körperliches Training über Verbesserungen der kardiorespiratorischen Fitness, der Muskelkraft, der Ausdauer und der Körperzusammensetzung (Chema et al, 2014; Fuller et al., 2018).

Die Reaktion einer Person auf einen Trainingsreiz ist individuell unterschiedlich und kann durch direkte Effekte der Krebsbehandlung auf den Organismus (z.B. Anämie), Nebenwirkungen der Krebsbehandlung (z.B. krebsbedingte Müdigkeit) oder demographische Faktoren (z.B. Alter), beeinflusst werden (Sweegers et al., 2019).

Aus der aktuellen Studienlage setzt sich ein effektives Trainingsprogramm für Patientinnen und Patienten mit Krebs aus einem moderaten Ausdauertraining, zumindest 3x pro Woche für 30 Minuten und mindestens über 8-12 Wochen, sowie einem Krafttraining, zumindest 2x wöchentlich mit 8-15 Wiederholungen mit mindestens 60% des 1-RM zusammen. Die zu erwartenden Erfolge sind in Tabelle 2 gelistet.

Tabelle 2: Erwartete Erfolge nach Trainingsform bei Krebspatientinnen und Krebspatienten

Trainingsform	Erwartete Erfolge
Ausdauertraining	Verminderung der Angst Reduzierte depressive Symptome Weniger Müdigkeit Erhöhte Lebensqualität Verbesserte körperliche Funktionen
Krafttraining	Weniger Müdigkeit Erhöhte Lebensqualität Keine Verschlechterungen des Lymphödems Verbesserte körperliche Funktionen
Kombiniertes Kraft- und Ausdauertraining	Verminderung der Angst Weniger depressive Symptome Weniger Müdigkeit Erhöhte Lebensqualität Verbesserte körperliche Funktionen

Tabelle 3 stellt die Bewegungsempfehlungen mit Belastungsvorgaben auf diverse Symptome der Krebserkrankungen dar. Moderate Intensität entspricht dabei 40-59% und hohe Intensität 60-89% der Herzfrequenzreserve beziehungsweise der VO_2-Reserve. Die Herzfrequenzreserve ist die Differenz der maximalen Herzfrequenz und der Ruheherzfrequenz. Die Problematik der fixen Belastungsvorgabe mittels Prozentwerten wird im Anschluss an das Rechenbeispiel angeführt.

Beispiel: Patient im Alter von 40 Jahren, 80kg

Karvonen-Formel: Trainings HF = % von Zielintensität (HF_{max} – HF_{ruhe}) + HF_{ruhe}

Maximale Herzfrequenz = 180bpm

Ruhepuls = 60bpm

Herzfrequenzreserve: 180 – 60 = 120bpm

Moderate Intensität: 120 x 0,4 = 48 + 60 = **108bpm** bis 120 x 0,59 = 70,8 + 60 = **130,8bpm**

Hohe Intensität: 120 x 0,6 = 72 + 60 = **132bpm** bis 120 x 0,89 = 106,8 + 60 = **166,8bpm**

Es existieren zahlreiche Modelle zur Berechnung der Intensitätsvorgabe, wobei diese Werte oft nur Annäherungen sind und dadurch ungenau. Häufig findet man fixe Prozentsätze der maximalen Herzfrequenz (%HF_{max}), Herzfrequenzreserve (%HFR), der maximalen Sauerstoffaufnahme (%VO_{2max}) oder der Sauerstoffaufnahmereserve (%VO_2R). Bei diesen

Modellen werden die Dreiphasigkeit der Energiebereitstellung und somit die beiden individuellen Umstellpunkte (TP1, TP2) nicht berücksichtigt, welche aufgrund von individuell unterschiedlichen Verläufen der Herzfrequenzleistungskurve bei verschiedenen Personen bei völlig unterschiedlichen Prozentwerten der HF_{max} oder HFR sowie VO_2 und VO_2R liegen (Hofmann & Tschakert, 2010; Scharhag-Rosenberger et al., 2010). Berechnete Werte sind aufgrund mannigfaltiger Einflussfaktoren einer starken Streuung unterworfen, weshalb eine direkte Messung dieser Parameter durch leistungsdiagnostische Tests einer Berechnung vorzuziehen ist (Hofmann et al., 2001; Hofmann & Tschakert, 2010; Scharhag-Rosenberger et al., 2015; Schneider et al., 2020; Wonisch et al., 2017, S.174–175).

Tabelle 3: Bewegungsempfehlungen mit Belastungsvorgabe bei Krebs (Modifiziert nach (Campbell et al., 2019)):

Outcome	**Ausdauertraining**	**Krafttraining**	**Kombiniertes Kraft- und Ausdauertraining**
Hohe Aussagekraft	**Belastungsvorgaben**		
CRF	3x/w, 30 min moderat	2x/w, 2x12-15Wh Moderat	3x/w 30 min moderates Ausdauertraining + 2x/w 2x12-15Wh moderates Krafttraining
Gesundheitsbezogene Lebensqualität	2-3x/w, 30-60 min moderat bis hoch	2x/w, 2x8-15Wh moderat bis hoch	2-3x/w 20-30 min moderates Ausdauertraining + 2x/w 2x8-15Wh moderates bis intensives Krafttraining
Körperliche Funktionen	3x/w, 30-60 min moderat bis hoch	2-3x/w, 2x8-12Wh moderat bis hoch	3x/w 20-40 min moderates bis intensives Ausdauertraining + 2-3x/w 2x8-12Wh moderates bis intensives Krafttraining
Angst	3x/w, 30-60 min moderat bis hoch	Unzureichende Ergebnisse	3x/w 20-40 min moderates bis intensives Ausdauertraining + 2-3x/w 2x8-12Wh moderates bis intensives Krafttraining
Depression	3x/w, 30-60 min moderat bis hoch	Unzureichende Ergebnisse	3x/w 20-40 min moderates bis intensives Ausdauertraining + 2-3x/w 2x8-12Wh moderates bis intensives Krafttraining
Lymphödem	Unzureichende Ergebnisse	2-3x/w progressives, beaufsichtigtes Programm	Unzureichende Ergebnisse
Moderate Aussagekraft	**Belastungsvorgaben**		
Knochengesundheit	Unzureichende Ergebnisse	2-3x/w moderat bis hoch high impact training für mindestens 12 Monate	Unzureichende Ergebnisse
Schlafqualität	3-4x/w, 30-40 min moderat	Unzureichende Ergebnisse	Unzureichende Ergebnisse

Um die Belastungsvorgaben übersichtlicher zu gestalten, wurde Tabelle 3 nach Campbell et al. (2019) modifiziert. Zur Vollständigkeit wird in Tabelle 4 und Tabelle 5 das Original der „Exercise Guidelines for Cancer Survivors" mit genauerer Belastungsvorgabe angeführt.

Tabelle 4: Exercise Guidelines for Cancer Survivors (1) (Campbell et al., 2019)

Outcome	Type[a]	Intensity	Duration (Min) or Sets (Reps)	Frequency (Sessions per Week)	Length (Weeks)	Setting (Supervised, Home-Based or Combination)	Dose Response	Special Considerations	Evidence Primarily from These Cancer Types
Anxiety	Aerobic	60%–80% HRmax 60%–80% VO_{2max} RPE 13–15	30–60	3	12	Supervised more effective	Moderate to vigorous may be more effective than light to moderate	Not known	Breast (majority), prostate, colorectal, gynacological (ovarian, endometrial, cervical), head and neck, lung, hematological cancer
	Resistance	Efficacy not demonstrated	NA	NA	NA	NA	NA	NA	
	Aerobic + Resistance	60%–80% HRmax 60%–80% VO_{2max} RPE 13–15	20–40	2–3	6–12	Supervised or combination of supervised & home-based	None observed	Not known	
		65%–85% 1-RM	2 sets 8–12 reps	2–3	6–12				
Depressive Symptoms	Aerobic	60%–80% HRmax 60%–80% VO_{2max} RPE 13–15	30–60	3	12	Supervised more effective	Benefit up to 180 min/wk	Not known	Breast (majority), prostate, colorectal, hematological
	Resistance	Efficacy not demonstrated	NA	NA	NA	NA	NA	NA	
	Aerobic + Resistance	60%–80% HRmax 60%–80% VO_{2max} RPE 13–15	20–40	3	12	Supervised or combination of supervised & home-based	None observed	Not known	
		65%–85% 1-RM	2 sets 8–12 reps	2–3	6–12				
Fatigue	Aerobic	65% HRmax 45% VO_{2max} RPE 12	30	3	12	Supervised and unsupervised appear similarly effective	No dose response by intensity; possible > benefits with ↑ duration & length of program	No evidence of benefits from light intensity	Breast (majority), prostate, mixed
	Resistance	60% 1-RM RPE 12	2 sets 12–15 reps	2	12	Supervised and unsupervised appear similarly effective	None observed	Not known	
	Aerobic + Resistance	65% HRmax 45% VO_{2max} RPE 12	30	3	12	Supervised and unsupervised appear similarly effective	None observed	Not known	
		60% 1-RM RPE 12	2 sets 12–15 reps	2	12				
Health-related Quality of Life	Aerobic	60%–80% HRmax RPE 11–13	30	2–3	12	Supervised more effective	None observed	NA	Breast (majority), prostate, colorectal, lung, head and neck, bladder, gynecological, mixed, hematological cancer, hematopoietic stem cell transplant
	Resistance	60%–75% 1-RM RPE 13–15	2–3 sets 8–15 reps	2–3	12	Supervised or combination of supervised & home-based	None observed	NA	
	Aerobic + Resistance	60%–80% HRmax RPE 11–13	20–30	2–3	12	Supervised more effective	None observed	AT and RT combined most effective	
		60%–80% 1-RM RPE 12–14	2 sets 8–15 reps	2–3	12				

Tabelle 5: Exercise Guidelines for Cancer Survivors (2) (Campbell et al., 2019)

Outcome	Type[a]	Intensity	Duration (Min) or Sets (Reps)	Frequency (Sessions per Week)	Length (Weeks)	Setting (Supervised, Home-Based or Combination)	Dose Response	Special Considerations	Evidence Primaril[illegible] from These Cancer T[illegible]
Lymphedema[b]	Aerobic	NA	NA	NA	NA	NA	NA	Generally safe, as no significant increase in number of lymphedema-related adverse events reported in RCT of aerobic exercise	Breast cancer-related lymphedema only
	Resistance	60%–70% 1-RM RPE 15	1–3 sets 8–15 reps	2–3	52	All of the interventions reviewed started with supervision to teach the exercises.	NA	Start resistance a low weight and progress slowly	
	Aerobic + Resistance	NA	NA	NA	NA	NA	NA	NA	
Physical Function	Aerobic	60%–85% HRmax 60%–85% VO_{2max} RPE 12–13	30–60	3	8–12	Supervised more effective	If unsupervised requires higher weekly exercise expenditure (unclear what the threshold is)	NA	Breast (majority), prosta[illegible] colorectal, lung, blad[illegible] head and neck, hemat[illegible] cancer, hematopoietic stem cell transplant
	Resistance	60%–75% 1-RM RPE 13–15	2 sets 8–12 reps	2–3	8–12	Limited evidence to determine benefit of unsupervised	NA	NA	
	Aerobic + Resistance	60%–85% HRmax 60%–85% VO_{2max} RPE 12–13	20–40	3	8–12	Both supervised & home-base suitable in older adults	NA	Community-based interventions that met in groups & used behavior change strategies may produce larger effects in older adults	
		60%–75% 1-RM RPE 13–15	2 sets 8–12 reps	2–3	8–12				

[a]Mode: For aerobic activity, this includes walking, cycling ergometer and other forms of traditional aerobic exercise; for resistance, this includes machine-based and free weights.
[b]Recommendation for breast cancer-related lymphedema only.
Abbreviations: NA, not applicable.

4.1.2. Cancer Council Western Australia

Das Cancer Council Western Australia ist eine Organisation, die durch Wissenschaft und Bildung die negativen Auswirkungen von Krebs minimieren möchte und die Betroffene oder den Betroffenen selbst, sowie deren oder dessen Angehörigen durch Informationsmaterial oder anderwärtige Leistungen unterstützt. Dabei steht die Verbesserung der Lebensqualität der Erkrankten im Vordergrund (Cancer Council Western Australia, 2016).

Aus den Richtlinien für die Umsetzung von Trainingsprogrammen für Krebspatientinnen und Krebspatienten geht hervor, dass ein von Experten beaufsichtigtes Training vorzuziehen ist, es aber aus praktischen oder kostentechnischen Gründen oft nicht realistisch ist (Cancer Council Western Australia, 2016).

Die Inhalte eines Trainingsprogrammes für an Krebs erkrankten Erwachsenen sehen wie folgt aus:

1. Aufwärmphase

   Durch ein effektives Warm Up soll das Risiko einer muskuloskelettalen Verletzung durch Verbesserung des aktiven Bewegungsumfanges der Gelenke vermindert werden (Whaley et al., 2006). Unabhängig von der Art des Trainings sollte das allgemeine Aufwärmen ungefähr 5-10 Minuten bei niedriger Intensität betragen. Bezogen auf die Dreiphasigkeit der Energiebereitstellung handelt es sich hierbei um Belastungen unter VT_1/LTP_1. Nach dem allgemeinen Aufwärmen folg ein trainingsabhängiges spezielles Aufwärmen. Beispielsweise beim Krafttraining sollte ein Warm Up Satz mit weniger als der Hälfte des Trainingsgewichtes durchgeführt werden (Cancer Council Western Australia, 2016).

2. Spezifische Phase

   Die spezifische Phase setzt sich aus Ausdauer-, Kraft-, und Flexibilitätstraining zusammen. Beim Ausdauertraining sollten kontinuierliche oder intervallförmige Belastungen mit einer Dauer von 30-60 Minuten und 50-90% der HF_{max} beziehungsweise 40-85% der HRR, 4-7x/Woche durchgeführt werden (Galvão & Newton, 2005).

   Tschakert et al. (2015) zeigen in ihrer Studie, dass die physiologische Reizantwort für kurze „high intensity interval exercise (HIIE), sowie bei der Dauermethode, mittels der P_{mean} reguliert werden können. P_{mean} ist die mittlere Belastung, die sich aus der Intensität und Dauer der Belastung- und Erholungsphasen ergibt. Sie wird als relevante

Steuergröße für Herz-Kreislauf-Belastungen genutzt (Tschakert et al., 2015). Moser et al. (2015) zeigten, dass HIIE, trotz Abstimmung der mittleren Belastung und Dauer, zu einer geringeren Abnahme des Blutzuckerspiegels bei Patientinnen und Patienten mit Type 1 Diabetes Mellitus, verglichen mit einem kontinuierlichen Training, führte (Moser et al., 2015). Kurze HIIE führen trotz höherer P_{peak} und gleicher P_{mean} zu einer geringeren akuten Stoffwechselreaktion und kardiorespiratorischen Reaktion, verglichen mit langen Belastungsphasen, weshalb sich eine Regulation über die P_{mean} bei Letzteren nicht eignet (Tschakert & Hofmann, 2013; Tschakert et al., 2015, 2017, S. 286-298).

Das Krafttraining besteht aus 1-4 Sätzen pro Muskelgruppe mit 50-80% des 1-RM beziehungsweise 6-10-RM. Im Laufe des Trainingsprozesses sollte die Anzahl der Wiederholungen von 6 auf 12 erhöht werden, bevor die Anzahl der Sätze erhöht wird. Die Einheit sollte aus 6-9 verschiedenen Übungen, mit einer Erholungsphase von 60-90 Sekunden zwischen den Sätzen, bestehen. Das Krafttraining für Krebspatientinnen und Krebspatienten sollte sich an folgende Regeln halten: Große Muskelgruppen zuerst trainieren, Multi-joint-Übungen vor Single-Joint-Übungen und Rumpfübungen zur Stabilisation. Die Belastung sollte progressiv erhöht werden. Krafttraining sollte 2-3x/Woche durchgeführt werden (Galvão & Newton, 2005).

Das Flexibilitätstraining besteht aus 2-4 Sätzen pro Muskelgruppe mit einer Dehnungszeit von 15-30 Sekunden pro Übung. Dies sollte 3-4x/Woche durchgeführt werden (Galvão & Newton, 2005).

3. Cool Down

   Die Cool Down Phase beinhaltet Übungen mit geringer Intensität, die die Anpassung der Herzfrequenz und des Blutdrucks auf die Normalwerte begünstigen, die Wärmeabgabe vereinfachen, potenzielle Hypotonie reduzieren und den Laktatabbau begünstigen sollen. Empfohlen wird langsames Gehen nach Ausdauerbelastungen oder leichte Dehnübungen nach Krafttraining (Cancer Council Western Australia, 2016).

Gezielte Trainingsprogramme wirken sich positiv auf das Vorhandensein von Lymphödemen und Anämie aus (Doyle et al., 2006; Lucía et al., 2003). Auch während der Krebstherapie kann ein angemessenes Training zu einer höheren Immunität und einem verbesserten lymphatischen Kreislauf führen. Müdigkeit ist eines der häufigsten Symptome bei Krebserkrankungen, durch zielgerichtetes Training kann die funktionale Kapazität erhöht und die Kraft aufrecht erhalten werden (Cancer Council Western Australia, 2016). Visualisierungs- und Entspannungstechniken sollten im Trainingsprogramm ebenso enthalten sein, damit die Patientin oder der Patient Körperbewusstsein erfährt, was sich positiv auf die psychosozialen Komponenten der CRF auswirken kann (Mustian et al., 2007).

Das Cancer Council Western Australia hat einen obligatorischen Trainingsplan für Patientinnen und Patienten während der Krebstherapie erstellt. Dabei handelt es sich um eine Patientin oder einen Patienten mit einer 3-Zyklus-Chemotherapie. In jeweils einer Woche bekommt die Patientin oder der Patient täglich intervenöse Infusionen, gefolgt von zwei Erholungswochen. Während der Behandlungswoche treten häufig Nebenwirkungen auf und die Patientin oder der Patient ist erschöpft und verbringt viel Zeit im Krankenhaus, wodurch die Zeit und Fähigkeit für Trainings limitiert ist. Diese Phase könnte als Erholungsphase des Trainings angesehen werden und deshalb nur mit geringer Intensität, wenn möglich, weiter trainiert werden. Je besser der Zustand der Patientin oder des Patienten wird, desto intensiver kann trainiert werden, so empfiehlt sich für die erste Woche nach den Infusionen ein moderates Training und in der zweiten Woche ein Training mit hoher Intensität, um die körperliche Verfassung möglichst aufrecht zu erhalten (Cancer Council Western Australia, 2016). Abbildung 6 veranschaulicht diesen obligatorischen Trainingsplan. Dabei handelt es sich um ein Zyklisierungsschema mit drei unterschiedlichen Belastungsphasen. Meist wird in der Trainingstherapie das Prinzip der kontinuierlichen Belastung genannt, bei dem es zu einem Anstieg der Leistungsfähigkeit bis zur limitierenden Grenze kommt. Von einer periodisierten Belastung wird meist nur in Zusammenhang mit sportlichem Training gesprochen (Hofmann et al., 2009, S. 341–342). In Bezug auf die Trainierbarkeit während der Chemotherapie macht eine Phaseneinteilung durchaus Sinn.

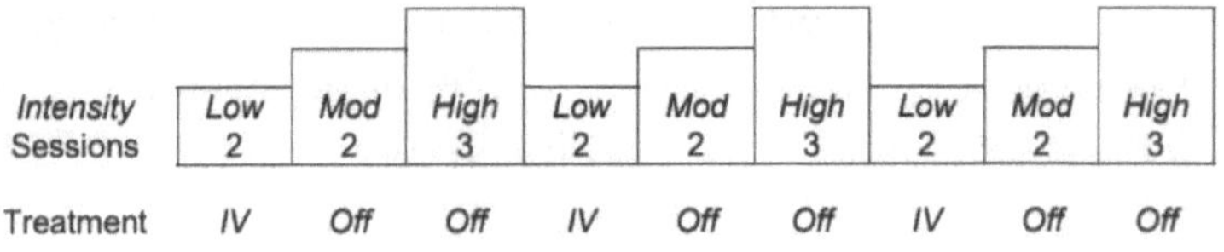

Abbildung 6: Obligatorischer Trainingsplan während der Chemotherapie (Cancer Council Western Australia, 2016)

In den Guidelines für die Umsetzung von Training mit Krebspatientinnen und Krebspatienten des Cancer Council Western Australia finden sich auch Intensitätsvorgaben über die

Herzfrequenz, beziehungsweise mittels der Borg Skala, diese werden in Abbildung 7 und Abbildung 8 dargestellt (Cancer Council Western Australia, 2016). Hier ist anzumerken, dass Belastungsvorgaben mittels Prozentangaben der maximalen Herzfrequenz nur auf gemessenen und nicht auf errechneten Werten beruhen soll (siehe Kapitel 4.1.1) (Hofmann et al., 2001; Hofmann & Tschakert, 2010; Scharhag-Rosenberger et al., 2010, 2015; Schneider et al., 2020; Wonisch et al., 2017, S. 174–175).

Zusätzlich müssen die Einflüsse der Krebstherapie auf die Herzfrequenz bei der Belastungsvorgabe berücksichtigt werden.

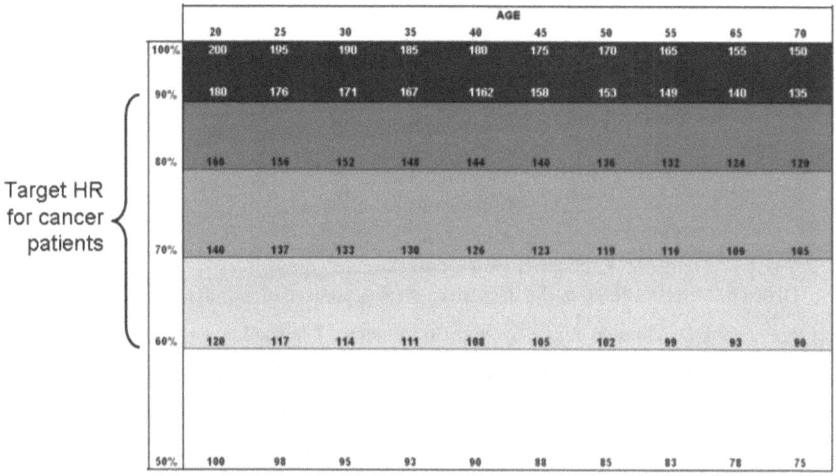

Abbildung 7: Gewünschter Herzfrequenzbereich während des Trainings mit Krebspatientinnen und Krebspatienten (Galvão & Newton, 2005)

6	No exertion at all	
7	Extremely light (7.5)	
8		
9	Very light	
10		
11	Light	
12		Target for cancer patients
13	Somewhat hard	Target for cancer patients
14		Target for cancer patients
15	Hard (heavy)	Target for cancer patients
16		Target for cancer patients
17	Very hard	
18		
19	Extremely hard	
20	Maximal exertion	

Abbildung 8: Borg Skala mit Trainingsbereich für Krebspatientinnen und Krebspatienten (Whaley et al., 2006)

4.1.3. Deutsche Krebshilfe und Deutsche Krebsgesellschaft

Die Deutsche Krebshilfe und die Deutsche Krebsgesellschaft empfehlen 3x wöchentlich Bewegung zu je 60 Minuten oder 5-6x zu je 30 Minuten. Dabei sollten moderate Bewegungen, wie Gehen, Nordic Walking etc. durchgeführt werden, die von der Patientin oder dem Patienten als „etwas anstrengend" empfunden wird. Falls ein anstrengenderes Training möglich ist, wird dieses 3x wöchentlich für jeweils 30 Minuten empfohlen. Es sollte mindestens 10 Minuten am Stück trainiert werden, um einen Erfolg zu erzielen (Stiftung Deutsche Krebshilfe, 2017).

Bei reinem Ausdauertraining sollte laut der Deutschen Krebshilfe beziehungsweise Krebsgesellschaft 3x wöchentlich 30-60 Minuten trainiert werden. Dieses kann kontinuierlich oder auch intervallförmig durchgeführt werden. Krafttraining wird 2-3x/Woche für 45 bis 60 Minuten empfohlen. Dabei sollten 50-75% der Muskelkraft eingesetzt werden. Die Übungen sollen 2-3x zu je 8-15 Wiederholungen durchgeführt werden. Das subjektive Empfinden sollte beim Krafttraining je nach Verfassung zwischen „etwas anstrengend" und „anstrengend" liegen. Koordinative Übungen sowie Flexibilitätsübungen sollten auch regelmäßig durchgeführt werden (Stiftung Deutsche Krebshilfe, 2017).

Im Allgemeinen gelten auch für Krebsüberlebende die WHO-Guidelines, die besagen, dass mindestens 150 Minuten bei moderater oder 75 Minuten bei höherer Intensität pro Woche trainiert werden soll und zusätzlich an zwei bis drei Tagen muskelkräftigende Übungen durchgeführt werden sollen (World Health Organization, 2010).

4.1.4. Guidelines im Überblick

Um die Bewegungs- und Belastungsempfehlungen für Patientinnen und Patienten mit Krebs übersichtlicher zu gestalten, wurde eine zusammenfassende Tabelle der Guidelines erstellt. Hier gilt es anzumerken, dass es in der Therapie gezielt um spezifische Effekte geht, die auf die Person und die Erkrankung sowie deren Schweregrad periodisiert und abgestimmt sein muss. Dabei müssen die genaue Dosis, Kontrolle und Wirkungsmechanismen bekannt und die Therapie ärztlich verordnet sein.

Tabelle 6: Trainingsempfehlungen für Ausdauertraining mit Krebspatientinnen und Krebspatienten

Ausdauertraining			
Häufigkeit/Woche	**Dauer**	**Intensität**	**Guidelines/ Organisation**
3x	30-60 Minuten	Moderat (40-59%HRR) Hoch (60-89%HRR)	ACSM
4-7x	30-60 Minuten	Moderat bis Hoch (50-90%HF_{max} bzw. 40-85%HRR)	Cancer Council Western Australia
3x	30-60 Minuten	Moderat bis Hoch („etwas anstrengend" – „anstrengend")	Deutsche Krebshilfe und Deutsche Krebsgesellschaft

Tabelle 7: Trainingsempfehlungen für Krafttraining mit Krebspatientinnen und Krebspatienten

Krafttraining				
Häufigkeit/Woche	**Sätze**	**Wiederholungen**	**Intensität**	**Guidelines/Organisation**
2x	2	8-15 Wh	60% des 1-RM	ACSM
2-3x	1-4	6-12 Wh	50-80% des 1-RM	Cancer Council Western Australia
2-3x	2-3	8-15 Wh	50-75% des 1-RM	Deutsche Krebshilfe und Deutsche Krebsgesellschaft

Zusammenfassend ist zu erkennen, dass die genannten Belastungsvorgaben vorwiegend eindimensional auf die Verbesserung der Fitness abzielen und andere Dimensionen, die bei anderen Intensitäten besser trainiert werden können, unbeachtet bleiben. In einigen Publikationen wird eine Verbesserung der körperlichen Funktionen, der psychischen und physischen Symptome, der Muskelatrophie, der Gefühlslage, der Energie und der Müdigkeit durch körperliche Aktivitäten bei niedriger und moderater Intensität dokumentiert (Fukushima et al., 2018; Puetz et al., 2008; Tanaka et al., 2019).

4.2. Guidelines für Kinder und Jugendliche mit onkologischen Erkrankungen

Die in Kapitel 4.1 angeführten Guidelines für Training können nicht direkt auf Kinder übertragen werden, da sich die Pathophysiologie der Krebserkrankung sowie Reizantwort von Erwachsenen unterscheidet. Während der körperlichen Entwicklung arbeitet der kindliche Stoffwechsel schneller, die Organe befinden sich im Reifungsprozess und das Immunsystem ist noch nicht vollständig entwickelt. Durch einen Wandel des Hormonhaushaltes kann es während der Adoleszenz zu einer Instabilität des vegetativen Nervensystems kommen. Aufgrund der genannten Unterschiede reagieren Kinder anders auf Medikamente als Erwachsene, was bei der Therapieplanung berücksichtigt werden muss. Der Verlauf einer Krebserkrankung ist bei Kindern meist völlig anders als bei Erwachsenen und das kindliche Körpergewebe ist empfindlicher für Kontrastmittel, Strahlen- oder Chemotherapie. Behandlungspläne für Kinder sollten individuell und altersgemäß angepasst werden um zukünftige Begleiterkrankungen zu vermeiden und die Gesundheit des Kindes zu verbessern (Klika et al., 2018; Kurz, 2001).

Laut der International Agency on Cancer Research erkranken jährlich rund 300.000 Kinder neu an Krebs (Steliarova-Foucher et al., 2017). Die 5-Jahres-Überlebensrate weltweit liegt bei 72-84%, in Industrieländern ungefähr 10% höher als in Entwicklungsländern (Gatta et al., 2014).

Spätfolgen bei Kinderkrebsüberlebenden sind beeinträchtigtes Wachstum, kognitive Dysfunktionen, verminderte neurologische Funktionen, kardiopulmonale Beeinträchtigungen, muskuloskelettale Fehlfunktionen und sekundäre Malignome. Daraus können sich Kardiomyopathien, Herzklappen- und Reizleitungsstörungen, erhöhte kardiovaskuläre Risiken wie Hypertonie, Dyslipidämie und Fettleibigkeit, beeinträchtigte Lungenfunktion, Hormonstörungen, Diabetes Mellitus, Funktionsstörungen der Eierstöcke und Leydig-Zellen und Schilddrüsenunterfunktion entwickeln. Des Weiteren haben Kinder und Jugendliche nach Krebserkrankungen ein erhöhtes Risiko von neurokognitiven und neurosensorischen Beeinträchtigungen wie Augendegeneration, Hörverlust und Neuropathie, Stoffwechselstörungen, Infektionen oder ein nachfolgendes Neoplasma. Diese Spätfolgen vermehren sich mit der Zeit und verhalten sich dem normalen Alterungsprozess gegenüber ungünstig, da sie mit Beeinträchtigungen der Organfunktionen und einem erhöhten Risiko von vorzeitiger schwerer Krankheit oder Tod einhergehen (Ness et al., 2013, 2015; Wilson et al., 2016; Winther et al., 2015).

Eine verminderte Fitness steigert ebenso das Risiko der genannten Folgen, weshalb körperliche Aktivität in der Sekundärprävention von großer Bedeutung ist. Obwohl die Studienlage teilweise noch mangelhaft ist, belegen mehrere Publikationen einen positiven Effekt von körperlicher Aktivität auf die Organsysteme, die krebsbedingte Müdigkeit (CRF) und das körperliche Wohlbefinden bei Kindern während und nach der Krebstherapie (Braam et al., 2013; Deisenroth et al., 2016; Esbenshade et al., 2014; Huang & Ness, 2011; Keats & Culos-Reed, 2008; Rueegg et al., 2012; Wurz & Brunet, 2016; Zhang et al., 2016, 2017).

Bei 56% der Kinder nach einer Krebserkrankung wurden kardiovaskuläre Abnormalitäten gefunden, welche ein 5-15x höheres Risiko einer Herzerkrankung im Vergleich zu Geschwistern haben. Die Hälfte der befragten Kinder und Jugendlichen war adipös, 61% hatten eine Fettstoffwechselstörung und 23% waren von Bluthochdruck betroffen (Hudson et al., 2013; Oeffinger et al., 2006; Rueegg et al., 2012). Das klinische metabolische Syndrom tritt bei Krebsüberlebenden häufig auf (Skinner et al., 2017).

Um die normale Entwicklung und das Wachstum zu fördern, brauchen Kinder ein minimales Ausmaß an körperlicher Fitness. Dadurch erscheint es logisch, dass auch an Krebs erkrankte Kinder an einem Bewegungsprogramm teilnehmen sollten, um Inaktivität zu reduzieren. Das Ausmaß dieser Bewegung hängt von Alter, der Krebsart, dem Stadium der Erkrankung, der Therapie und krankheitsbedingten oder krankheitsbegleitenden Einschränkungen ab. Die wenigen bisher publizierten Studien empfehlen ein kombiniertes Heimprogramm (2x/Woche) mit einem klinischen Programm (1x/Woche) für ungefähr 60 Minuten pro Einheit (Braam et al., 2013; Fairey et al., 2002; Keats & Culos-Reed, 2008; Massimino et al., 2009; Schmitz et al., 2010; Wilson et al., 2016; Zhang et al., 2016). Dabei ist es wichtig, die Eltern der Kinder genau über die Instruktionen und Durchführung des Programmes zu informieren, um eine optimale Beaufsichtigung zu Hause, oder gar ein Mitmachen der Übungen zu ermöglichen (Klika et al., 2018).

Trainingsprogramme beinhalten meist Elemente des Ausdauer- und Krafttrainings. Ausdauertraining sollte bei 50-70% der maximalen Herzfrequenz für ungefähr 20 Minuten pro Einheit durchgeführt werden (Huang & Ness, 2011). An dieser Stelle wird wieder auf die kritische Betrachtung der prozentuellen Vorgabe der HF_{max} (4.1.1) verwiesen. Außerdem sind Intensitäten mit 50% der HF_{max} für eine Entwicklung der Fitness zu gering. In der

Nachbehandlung kann auch bei Intensitäten bis zum TP2 (Turn-Point) trainiert werden, beziehungsweise bei angepasster Mittelbelastung auch über dem TP2 (Moser et al., 2015; Tschakert et al., 2015). Krafttraining für diese Zielgruppe umfasst 11-12 Bewegungsausführungen, die die Hauptmuskelgruppen beanspruchen. Die genaue Intensitätsangabe wird in der Literaturstelle nicht angegeben (Braam et al., 2013; Huang & Ness, 2011).

Das Training kann in Phasen eingeteilt werden. Die Phase 1 findet während der Krebsbehandlung statt. Ein zusätzliches körperliches Training in dieser Phase sollte unbedingt von Experten, wie Trainingstherapeutinnen und Trainingstherapeuten in Österreich, beaufsichtigt werden. Zu Beginn kann oft schon der Lagewechsel von der sitzenden in die stehende Position für die Patientin oder den Patienten als anstrengend empfunden werden. Aktivierungstraining beträgt anfangs oft nur 5-10 Minuten täglich, je nach Gesundheitszustand. Ziel wäre eine Erhöhung der Dauer auf insgesamt 30 Minuten bei niedriger Intensität, welche anschließend gesteigert wird. Meist wird eine Intensität von 50-70% der HF_{max} beziehungsweise 40-60% der HRR empfohlen, da höhere Belastungen in dieser Phase meist nicht möglich sind (Braam et al., 2013; Huang & Ness, 2011; Klika et al., 2018). Als Alternative kann eine „Rating of Perceived Exertion (RPE)"-Skala, wie der für Kinder angepasste „Children's Effort Rating Table (CERT) zur Intensitätsvorgabe herangezogen werden (Borg, 1985; Lamb, 1996). Bell et al. (2006) dokumentierten in ihrer Studie zum subjektiven Anstrengungsempfinden von ehemaligen ALL Patientinnen und Patienten einen durchschnittlichen Wert von 3,1 bei Mädchen und 3,9 bei Jungen gemäß des CERT bei geringer Intensität. Bei moderater Intensität entsprachen die Durchschnittswerte 5,6 (Mädchen) und 6,1 (Jungen). Bei ehemaligen an Krebs erkrankten Kindern und Jugendlichen wurde eine leicht erhöhtes subjektives Anstrengungsempfinden dokumentiert, jedoch unterschieden sich die Werte nicht signifikant von der Kontrollgruppe, die aus gesunden Gleichaltrigen bestand. Es wird angenommen, dass die Abweichungen eher auf die geringere aerobe Leistungsfähigkeit von ehemaligen ALL Patientinnen und Patienten, als auf intrinsische Unterschiede in Bezug auf die wahrgenommene Anstrengung zurückführen ist (Bell et al., 2006). Bei einer 10-stufigen Skala sollte der Wert 6 in dieser Phase nicht überstiegen werden. Das Training sollte nie in einem hypoglykämischen Zustand durchgeführt werden (Klika et al., 2018). Weitere Kontraindikationen werden in Kapitel 4.4 besprochen.

Beim Krafttraining liegt das Hauptaugenmerk auf Körperbewusstsein und proprio-rezeptorischem Feedback. Der Patientin oder dem Patienten sollte dabei Spaß an der Bewegung vermittelt werden, um so körperliche Aktivität auch nach stationärem Aufenthalt als positiv wahrzunehmen. Bei speziellen Kraftübungen ist es wichtig, die Bewegungsausführung richtig zu erlernen, bevor der Widerstand oder die Wiederholungszahl erhöht werden (Klika et al., 2018).

In der Phase 2 findet der Übergang von einem klinischen Bewegungsprogramm zu einem Heimprogramm statt. Beim Ausdauertraining ist eine Übungsdauer von 30 - 45 Minuten täglich erstrebenswert, wobei auch mehrere Einheiten täglich durchgeführt werden dürfen. Es wird empfohlen dieses Training mit einer jeweils 5-minütigen Aufwärm- und Cool-Down-Phase zu starten beziehungsweise abzuschließen. Die Trainingsherzfrequenz in dieser Phase darf 50-85% der HF_{max} betragen, wobei eine zu geringe Intensität wiederum zu keiner Steigerung der Fitness führt. Bei der prozentuellen Vorgabe ist der individuelle Verlauf der HF-Leistungskurve zu berücksichtigen (Pokan et al., 1999). Der maximal erlaubte Wert der CERT-Skala in dieser Phase beträgt 7 (Klika et al., 2018).

Das Krafttraining sollte auch in dieser Phase unbedingt aufrechterhalten werden, wobei die Übungen altersgemäß, unterhaltend und freudvoll gewählt werden sollen. Gymnastik, Schwimmen oder Teamsportarten bieten sich in dieser Phase an, bei Mannschaftssportarten mit Körperkontakt muss allerdings besondere Vorsicht gelten (Klika et al., 2018). In Kapitel 4.5.1 werden Studien präsentiert, die die Übergangsphase von einem klinischen Bewegungsprogramm zu einem Heimprogramm beinhalten (Hartman et al., 2009; Marchese et al., 2004; Moyer-Mileur et al., 2009).

Phase 3 beginnt ungefähr 6-12 Monate nach Behandlungsabschluss. Kinder und Jugendliche sollten weiterhin regelmäßig an sportlichen Aktivitäten teilnehmen, um ihren Gesundheitszustand aufrecht zu erhalten beziehungsweise zu verbessern. Insofern Patientinnen und Patienten am Wettkampfsport teilnehmen möchten, sollte dies vorerst mit Medizinern abgeklärt werden, um auf mögliche Risiken und Nebenwirkungen aufmerksam zu machen (Klika et al., 2018). Hier ist eine Abklärung von kardiologischen und neurologischen Nachwirkungen notwendig, um „normale“ Belastbarkeit sicherzustellen.

In allen 3 Phasen ist es empfehlenswert, Trainingsprotokolle zu führen. Eine gezielte Trainingsdokumentation ist meist nur bei strukturierten Programmen möglich. Durch Übungsprotokolle sind Rückblicke möglich und Anpassungen des Trainingsplans sicherer und zielführender. Beurteilungen der körperlichen Verfassung sollten vor Entlassung aus dem Krankenhaus, sowie nach 6 beziehungsweise 12 Monaten durchgeführt werden (Klika et al., 2018).

Ein Überblick über die Phasen der Rehabilitation in der pädiatrischen Onkologie findet sich in Tabelle 8.

Tabelle 8: Rehabilitationsphasen in der pädiatrischen Onkologie (Klika et al., 2018)

Phase	Where	Assessment	Exercise Plan	Comments
I	Hospital Based	Anthropometry: height, weight, BMI, head circumference, skinfolds and muscle circumferences. Consult with dietitian and oncology team if patient appears malnourished.	Hospital based under supervision.	Training plan: Emphasis on fundamental movements patterns (motor skill) and fun
		Orthopedic evaluation: Abnormal: refer to pediatric orthopedic team.		
		Look for any obvious swellings or surgical scars.		Modality: play (if possible), walking, cycle ergometer, stretching.
		Assess for deformity: scoliosis, kyphosis, loss of lumbar lordosis or hyperlordosis of the lumbar spine. Look for shoulder asymmetry and pelvic tilt. Postural scoliosis resolves on bending, structural scoliosis does not resolve.		Frequency 2–5x per week
		Observe the patient walking to assess for any abnormalities of gait.		Intensity: Low-to moderate HR
		Cardiopulmonary Exercise Testing (CPET)—Cycle ergometry, ECG, O_2 saturation, HR, RPE.		Duration: 5–60 min per session depending on status
		Power work capacity: Work capacity at Heart rate of 150 bpm		
		Pulmonary function testing: Spirometry		Play: balance, agility, hopping, skipping, throwing
		Motor skill: Gait, Time up and go		Routine: Warm up exercises with body weight, play or aerobic exercise, strength exercises, cool down.
		Flexibility: sit and reach		Monitor HR, O_2 saturation if needed, dyspnea, RPE, fatigue level
		Strength: Hand grip dynamometry, 30 s chair stand		
		Quality of Life: PedQoL		
II	Transition to Home based	Assessment: Nurse, physical therapist, psychologist, cancer specialist in addition to medical team	Home-based under parental supervision.	Training plan: Emphasis on aerobic fitness, fundamental movements patterns (motor skill) and fun
		Anthropometry: height, weight, BMI, head circumference, skinfolds and muscle circumferences. Consult with dietitian and oncology team if patient appears malnourished.		Goal: return to normal activities and sport activities
		Power work capacity: Work capacity at Heart rate of 150 bpm		
		Pulmonary function testing: Spirometry		Modality: play (if possible), walking, cycle ergometer, stretching.
		Motor skill: Gait, TUG		Frequency: 3–5x per week
		Flexibility: sit and reach	Education materials for parents and siblings.	Intensity: Low-to moderate HR
		Strength: Hand grip dynamometry, 30 s chair stand		Duration: 20–60 min per session depending on status
				Play: balance, agility, hopping, skipping, throwing
				Routine: Warm up exercises with body weight, play or aerobic exercise, strength exercises, cool down.
				Monitor HR and complete home exercise log.
III	Home based and Independent	Assessment at 6 months and 12 months, 5, 10, 15 years (in addition to medical team)	Home-based no supervision	Emphasis on strength, proficiency, postural control, cardiovascular conditioning and fun
		Anthropometry: height, weight, BMI, head circumference, skinfolds and muscle circumferences.		Goal: return to normal activities and sport activities
		Power work capacity: Work capacity at Heart rate of 150 bpm		
		Pulmonary function testing: Spirometry		Modality: play (if possible), walking, cycle ergometer, stretching, sports activities.
		Motor skill: Gait, TUG		Frequency: 3–5x per week
		Flexibility: sit and reach		Intensity: Low, moderate and vigorous HR
		Strength: Hand grip dynamometry, 30-s chair stand		Duration: 30–60 min per session depending on status
				Play: team sports (football), swimming.
				Routine: Warm up exercises with body weight, play or aerobic exercise, strength exercises, cool down.
				Monitor HR and complete home exercise log.

Die Children's Oncology Group (COG) empfiehlt an Krebs erkrankten Kindern und Jugendlichen, nach abgeschlossener Krebstherapie für mindestens 60 Minuten/Tag an mindestens 5 Tagen/Woche körperliche Aktivität bei moderater oder hoher Intensität zu betreiben (Zhang et al., 2012).

4.3. Beurteilung der Belastungsfähigkeit vor Trainingsbeginn

Um ein sicheres und zielführendes Training für Krebspatientinnen und Krebspatienten zu ermöglichen, ist es wichtig, vorab einige Untersuchungen zur Beurteilung der Leistungsfähigkeit beziehungsweise Belastbarkeit durchzuführen.

Ein sehr aussagekräftiges Tool der Leistungsdiagnostik ist die Spiroergometrie, die bei gesunden sowie kranken Menschen als goldener Standard der Beurteilung der Ausdauerleistungsfähigkeit angesehen wird. Bei Kindern müssen die Belastungsprotokolle sowie die Geräteeinstellungen oder die verwendeten Geräte selbst oft adaptiert werden, beispielsweise wenn aufgrund der geringen Körpergröße keine Spiroergometrie auf einem Fahrradergometer für Erwachsene möglich ist (Malina et al., 2004). Die Spiroergometrie gibt Auskunft über die Ausdauerleistungsfähigkeit, hämodynamische Reaktionen auf Bewegung, Stoffwechselreaktionen sowie die beiden Umstellpunkte (Siehe Kapitel 2.4). Aus diesen Parametern lassen sich Guidelines für Vorgaben von Trainingsbelastungen für Krebspatientinnen und Krebspatienten ableiten. Gemessene Variablen während der Spiroergometrie sind das Elektrokardiogramm (EKG), Leistung, Herzfrequenz, Sauerstoffsättigung, Blutdruck sowie eine Skala der subjektiven Beurteilung der Belastung (RPE). Schneider et al. (2020) zeigen in ihrer Studie, dass der gewünschte Intensitätsbereich (hohe Intensität) beim Großteil, der an Krebs erkrankten Studienteilnehmerinnen und Studienteilnehmer, durch Belastungsvorgaben über die LTPs, die VTs und die VO_{2peak}, erreicht werden konnte (Schneider et al., 2020). Es wird empfohlen, nach Belastungsabbruch so lange weiter zu messen, bis die Herzfrequenz etwa 110% des Wertes vor Testbeginn beträgt (Borg et al., 1987). Wonisch et al. (2008) beschreiben in ihrer Arbeit die allgemeinen Praxisleitlinien der Ergometrie in Österreich (Wonisch et al., 2008).

Als weiterer Parameter der Beurteilung der Leistungsfähigkeit zählt die Physical Working Capacity (PWC_{150}). Dies ist ein submaximaler Fahrradergometer-Test, bei dem das Kind eine gewisse Leistung tritt, bei der er oder sie eine Herzfrequenz von 150 S/min hat. Die Leistung dient der Einschätzung der Belastungsfähigkeit des Kindes für die Trainingsplanung. Veränderungen des PWC_{150} gehen mit Verbesserungen oder Verschlechterungen der kardiovaskulären Fitness einher (Malina, 1996, S. 183–223). Nach Möglichkeit sollte auch hier der fix vorgegebene Kennwert durch einen individuellen Kennwert ersetzt werden, wie es Hofmann et al. (1997) in ihrer Arbeit zur "Individual Physical Working Capacity" (PWC_i) zeigten (Hofmann et al., 1997).

Eine Überprüfung der Lungenfunktionsfähigkeit sollte ebenfalls vor Trainingsbeginn durchgeführt werden. Dabei werden während einer Spirometrie die forcierte Vitalkapazität (FVC) und die exspiratorische Einsekundenkapazität (FEV1) ermittelt. Die FVC ist das Lungenvolumen, das nach maximaler Inspiration mit maximaler Geschwindigkeit ausgeatmet werden kann. Die FEV_1 ist die größtmögliche Menge an Luft, die innerhalb von einer Sekunde forciert ausgeatmet werden kann. Diese Tests sind wichtig, um restriktive oder obstruktive Erkrankungen der Luftwege durch Strahlung oder Lungenfibrose festzustellen. Bei Abweichung der Normwerte ist eine Abklärung durch einen Facharzt vor Trainingsbeginn notwendig (Klika et al., 2018).

Je nach allgemeiner Verfassung des Kindes und Phase des Trainings (siehe Kapitel 4.2) sollten vor Trainingsbeginn zusätzlich sportmotorische Tests durchgeführt werden, um die altersgemäße motorische Entwicklung beurteilen zu können. Es werden Fertigkeiten überprüft, die in einem gewissen Alter ausgeprägt sein sollten. Des Weiteren werden durch Haltungs- und Ganganalysen Informationen über orthopädische Einschränkungen, Gleichgewicht, Bewegungsapparat und neuromotorische Verarbeitung und Aktivierung gewonnen. Daraus können Rückschlüsse auf Nebenwirkungen der Krebsbehandlung gezogen werden (Müller et al., 2020). Tests zur Überprüfung der Flexibilität durch beispielsweise „Sit-and-Reach"-Tests oder durch Winkelmessungen mit einem Goniometer wie beispielsweise bei der Dorsalflexion sind oft auch Teil der Muskelfunktionsanalysen. Durch Handkraftdynamometer wird die ungefähre Körperkraft der Patientin beziehungsweise des Patienten ermittelt (Klika et al., 2018). Häufig wird auch der „Timed Get Up and Go" (TUG) oder der 30s Chair Test in der pädiatrischen Onkologie angewendet (Huang & Ness, 2011). Diese Tests geben Auskunft über die Kraft und neuromuskuläre Koordination. Beim TUG-Test sitzt das Kind auf einem Sessel mit Armlehne. Auf Kommando wird es aufgefordert aufzustehen, eine Strecke von drei Metern zurückzulegen und sich anschließend wieder zu setzen. Die benötigte Zeit gibt Auskunft über die Mobilität der Kinder. Beim 30s Chair Test wird die Patientin oder der Patient aufgefordert, die Arme vor der Brust zu verschränken und innerhalb von 30 Sekunden so oft wie möglich von einem Stuhl (ohne Armlehnen) aufzustehen und sich anschließend wieder zu setzen. Dieser Test gibt Auskunft über die Kraftausdauer der unteren Extremität (Klika et al., 2018).

Die Überprüfung der Lebensgewohnheiten und der Ernährungsgewohnheiten der Patientinnen und Patienten ist für die Planung des Trainings ebenso relevant. Diese werden meist mittels Fragebögen erhoben (Huang et al., 2017; Langeveld et al., 2004). Die Ernährung spielt im Kindesalter eine wichtige Rolle für das normale Wachstum und die Entwicklung des Kindes. Altersgemäße Ernährungsempfehlungen sollen dabei helfen, Gewichtsveränderungen im Rahmen der Krebstherapie zu kontrollieren (Keats et al., 2016).

Werden all die gelisteten Parameter im Vorhinein ausgewertet und überprüft, so können die Therapeuten, bestenfalls in einem interdisziplinären Behandlungsteam nach ärztlicher Vorgabe, ein individuell angepasstes Trainingsprogramm erstellen, um die körperliche Fitness der Patientinnen und Patienten zu steigern, oder andere therapeutische Effekte zu erzielen.

4.4. Kontraindikationen

Im Folgenden werden Kontraindikationen für körperliche Aktivität bei Krebspatientinnen und Krebspatienten besprochen.

Die ersten zu erwähnenden Kontraindikationen sind Nebenwirkungen der Krebstherapie. An Tagen der Chemotherapie wird empfohlen, keine körperliche Aktivität auszuführen. Besondere Vorsicht gilt bei Behandlungen, die Lunge oder Herz betreffen. Hier sollten die Belastungstests und das Training unter medizinischer Aufsicht erfolgen. Vor einer Blutabnahme und bei ernsthaften Gewebsreaktionen durch die Strahlentherapie sollte auch nicht trainiert werden. Besteht eine Entzündung oder ein Geschwür im Bereich des Mundes, sind Gesichtsmasken anstatt Mundstücke bei diversen Tests zu bevorzugen. Sind die Patientinnen oder Patienten von Lymphödemen betroffen, wird passende Kompressionskleidung während des Trainings empfohlen (McNeely et al. , 2006).

Als Kontraindikationen der hämatologischen Ebene gelten eine gemessene Blutplättchenzahl von unter 50.000µl, ein Hämoglobinlevel unter 10g/dL und eine absolute Anzahl an Neutrophilen von unter $0{,}5x10^9/L$. Bei einer Blutplättchenzahl zwischen 50.000 und 150.000µl sollte Kontaktsport beziehungsweise Sportarten, bei denen offene Wunden häufiger vorkommen, vermieden werden. In der Therapie ist eine kontrollierte und dosierte Belastung vorzuziehen. Bei einer Leukozytenanzahl von unter 3000 bis 4000 ist eine richtige Sterilisation des Trainingsequipments von besonderer Bedeutung. Bei einem Hämoglobinwert von unter 13,5 g/dL ist besondere Vorsicht bei Maximaltests geboten. Im Allgemeinen sollten bei Risikowerten auf der hämatologischen Ebene Aktivitäten, die das Risiko eines Infektes erhöhen, wie etwa Schwimmen, vermieden werden (McNeely et al., 2006). Die Normwerte der

Thrombozyten liegen bei 150.000 bis 400.000 µl, wobei der Wert bei Säuglingen oft geringer ist (100.000 – 250.000). Die Normwerte der Hämoglobinkonzentration liegen bei Frauen bei 12-16g/dl und bei Männern bei 14-18g/dl. Der Normwert der absoluten Neutrophile-Anzahl liegt bei 1,5 bis $8x10^9$/L. Eine Anzahl von 4000 bis 10 000/µl an Leukozyten gilt als Normalbereich (Stefani et al., 2017).

Auf muskuloskelettaler Ebene gehören extreme Müdigkeit, extreme Muskelschwäche, Knochen-, Rücken- und Nackenschmerzen, ernsthafte Kachexie mit einem Verlust von 35% des prämorbiden Gewichts und ein Karnofsky Index von unter 60% zu den Kontraindikationen. Der Karnofsky-Index ist eine Skala zur Beurteilung der symptombezogenen Einschränkung der Aktivität, Selbstversorgung und Selbstbestimmung bei Patientinnen und Patienten mit bösartigen Tumoren. Generell müssen auftretende Schmerzen oder Krämpfe berücksichtigt werden. Bei vorherrschender Osteopenie sollten high-impact Übungen aufgrund des erhöhten Knochenbruchrisikos vermieden werden. Bei großem Verlust an Muskelmasse muss zu Beginn bei geringer Intensität trainiert werden. Bei Kachexie ist eine multidisziplinäre Zusammenarbeit bei der Gestaltung von körperlicher Aktivität notwendig (McNeely et al., 2006).

Auf systemischer Ebene zählen akute Infektionen, fieberhafte Erkrankungen und generelles Unwohlsein zu den Kontraindikationen. Bei Infektionen sollten Übungen mit hoher Intensität vermieden werden. Bei einer fieberhaften Erkrankung sollte erst 48 Stunden nach abklingen der Symptome wieder trainiert werden (McNeely et al., 2006).

Kontraindikationen auf gastrointestinaler Ebene sind Übelkeit, Dehydration, Brechreiz oder Durchfall innerhalb der letzten 36 Stunden und Mangelernährung durch unzureichende Nahrungs- oder Flüssigkeitsaufnahme. Hier sollte ein Ernährungsspezialist in die Trainingsplanung miteinbezogen werden. Des Weiteren sollte während des Trainings eine angemessene Nährstoffzufuhr durch elektrolythaltige Getränke und Wasser sichergestellt werden (McNeely et al., 2006).

Auf kardiovaskulärer und pulmonaler Ebene gelten Brustschmerz, ein Ruhepuls von über 100 oder unter 50 S/min, ein systolischer Blutdruck von über 145 mmHg oder ein diastolischer Blutdruck von über 95 mmHg in Ruhe, ein systolischer Ruheblutdruck von unter 85 mmHg, eine irreguläre Herzfrequenz, angeschwollene Knöchel, Atemnot, Keuchhusten sowie ein verstärkter Brustschmerz beim Einatmen als Kontraindikationen. Bei Vorhandensein einer Kontraindikation ist ein mögliches Training mit Medizinerinnen und Medizinern abzuklären. Zusätzlich wird eine Zusammenarbeit unter Beaufsichtigung durch Ärztinnen und Ärzte während des Trainings empfohlen. Bei milder oder moderater Dyspnoe sind Maximaltests nicht geeignet. Bei Hustenanfällen sind Aktivitäten, die einen signifikanten Sauerstofftransport benötigen, wie bei „high-intensity-training" nicht empfohlen (McNeely et al., 2006).

Auf neurologischer Ebene gelten Ataxie, Schwindel, periphere sensorische Neuropathie, signifikante Verschlechterung der kognitiven Funktionen, Orientierungslosigkeit und Sehtrübungen zu den Kontraindikationen. Bei diesen Symptomen sollten Aktivitäten, die den Gleichgewichtssinn und Koordinationssinn vermehrt beanspruchen, vermieden werden. Des Weiteren ist es wichtig sicherzugehen, dass die Patientin oder der Patient die Instruktionen verstanden hat (McNeely et al., 2006).

4.5. Aktuelle Studienlage

Im Folgenden werden Studien präsentiert, bei denen eine Intervention aus körperlicher Aktivität während, beziehungsweise nach abgeschlossener Krebsbehandlung durchgeführt wird. Die Studien beziehen sich auf Kinder und junge Erwachsene.

4.5.1. Trainingstherapie während der Krebstherapie

Hartmann et al. (2009) führten eine Studie mit 41 Krebspatientinnen und Krebspatienten, die an ALL erkrankt waren, durch. Das Alter der Kinder lag zwischen 1 und 17 Jahren. 20 Kinder waren in der Interventionsgruppe und 21 Kinder in der Kontrollgruppe. Die Intervention wurde zu Hause unter Aufsicht durchgeführt und fand während der medikamentösen Behandlung der Krebserkrankung statt. Das Trainingsprogramm bestand aus Funktionalitätsübungen für die unteren und oberen Extremitäten, sowie Dehn- und Sprungübungen. Die Eltern bekamen eine Liste mit Übungen, um passende Übungen auszuwählen und zu variieren. Alle Übungen waren „short-burst high-intensity" Übungen wie beispielsweise Sprungübungen. Die Intervention wurde über einen Zeitraum von zwei Jahren durchgeführt und wurde alle 6 Wochen von einem Physiotherapeuten beaufsichtigt und kontrolliert. Die Kontrollgruppe erhielt die Standardtherapie ohne zusätzliches Training. Insgesamt wurden Testungen an 5 Zeitpunkten durchgeführt. Die erste Messung erfolgte zum Zeitpunkt der Diagnosestellung und die weiteren 4 Messungen jeweils nach 32 Wochen, 1, 2 und 3 Jahren. Der Messzeitpunkt 5 entspricht einem Jahr nach Beendigung der Behandlung. Die motorische Leistungsfähigkeit stieg in der Interventionsgruppe über die Zeitspanne an. Die Knochendichte und der BMI nahmen in beiden Gruppen bis zum 4. Messzeitpunkt ab und stiegen nach Abschluss der Therapie wieder an. Der Körperfettanteil stieg zunächst in beiden Gruppen an, nahm aber zwischen dem 4. und dem 5. Messzeitpunkt in der Interventionsgruppe im Vergleich zur Kontrollgruppe ab. Ein dokumentiertes Problem war die niedrige Compliance der Interventionsgruppe in der Follow-up-Periode (Hartman et al., 2009).

Moyer-Mileur et al. (2009) führten eine Studie mit 13 ALL-Patientinnen und Patienten im Alter von 6 bis 7 Jahren durch. Die Interventionsgruppe bestand aus 6 und die Kontrollgruppe aus 7 Kindern. Die Interventionsgruppe bekam ein Ernährungs- und Trainingsprogramm, das zu Hause durchgeführt wurde. Alle Patientinnen und Patienten befanden sich während der Studienperiode in der Erhaltungstherapie. Die Kontrollgruppe wurde über die Standardempfehlungen von Ernährung und körperlicher Aktivität informiert, bekam aber kein spezielles Trainingsprogramm. Die Interventionsgruppe führte ein Trainingsprogramm über 12 Monate aus, welches aus Trainingseinheiten mit einer Dauer von 15-20 Minuten bei moderater oder hoher Intensität bestand. Zusätzlich bekamen sie eine Ernährungsberatung und ein Angebot an Material und Aktivitäten, die sie durchführen sollten. Insgesamt wurden 5 Testungen durchgeführt. Die erste zu Beginn der Erhaltungstherapie und anschließend alle 3 Monate erneut (nach 3, 6, 9 und 12 Monaten). Die Anzahl der Schritte am Pedometer war in der Interventionsgruppe beim dritten Messzeitpunkt erhöht. In der Interventionsgruppe wurde eine positive Korrelation von Muskelmasse und BMI im Vergleich zur Kontrollgruppe dokumentiert. Die Ausdauerleistungsfähigkeit stieg in der Interventionsgruppe an und korrelierte positiv mit der Muskelmasse. Es wurden keine Unterschiede in Bezug auf die Ernährung zwischen der Interventionsgruppe und der Kontrollgruppe gefunden (Moyer-Mileur et al., 2009).

Ladha et al. (2006) führten eine Studie mit insgesamt 10 Kindern durch. Die Interventionsgruppe bestand aus 4 Kindern, die an ALL erkrankt waren und sich in medikamentöser Behandlung befanden. Die Kontrollgruppe bestand aus 6 gesunden Kindern. Alle Kinder waren zwischen 6 und 17 Jahre alt. Die Interventionsgruppe führte eine einmalige 30-minütige intervallförmige Session am Laufband bei 70-85% der VO_{2peak} durch. Die erste Messung erfolgte nüchtern, anschließend direkt vor und nach der Intervention und jeweils 1 bis 2 Stunden nach der Intervention. Die Anzahl der weißen Blutkörperchen stieg in der Interventionsgruppe zwischen dem ersten und zweiten Testzeitpunkt an und sank anschließend wieder. Das Verhältnis von aktiven und ruhenden Neutrophilen stieg nach 5, 10 und 15 Minuten an. Neutrophile sind eine Unterkategorie der Leukozyten und somit Teil des Immunsystems, die Krankheitserreger bekämpfen (Ladha et al., 2006).

Marchese et al. (2004) führten eine Studie mit 28 Kindern, die an ALL erkrankt waren, durch. Die Interventionsgruppe bestand aus 13 und die Kontrollgruppe aus 15 Kindern. Alle waren zwischen 4 und 16 Jahre alt. Das Trainingsprogramm bestand aus Sessions in der Klinik sowie Heimprogrammen während der medikamentösen Krebstherapie. Die Interventionsgruppe erhielt 5 Physiotherapie Einheiten und Anleitungen für Übungen für zu Hause über einen Zeitraum von 4 Monaten. Die Kontrollgruppe erhielt keine Trainingsempfehlungen. Es wurden zwei Testungen durchgeführt, eine vor Beginn der Intervention und eine zweite nach der Intervention. Der ROM der Dorsalflexion und die Kraft der unteren Extremitäten hat sich in der Interventionsgruppe im Vergleich zur Kontrollgruppe verbessert. Sowohl die Dorsalflexion als auch die Kraft der unteren Extremitäten sind wichtig für ein normales Gangbild. Diese sind bei Patientinnen und Patienten mit ALL meist beeinträchtigt (Marchese et al., 2004).

Yeh et al. (2011) führten eine Studie mit insgesamt 22 Kindern mit ALL durch. 12 waren in der Interventionsgruppe und 10 in der Kontrollgruppe. Alle ALL Patientinnen und Patienten waren zwischen 7 und 16 Jahren alt. Die Interventionsgruppe trainierte 3x/Woche für 30 Minuten. Die jungen Krebspatientinnen und Krebspatienten bekamen ein individualisiertes Ausdauerprogramm und sollten mit einer Intensität von 60-80% der HRR trainieren. Die Kontrollgruppe erhielt die herkömmliche Standardtherapie. Die Dauer der Intervention betrug 6 Wochen, während des stationären Krankenhausaufenthaltes und der medikamentösen Behandlung. Es konnten positive Auswirkungen auf die Müdigkeit in der Interventionsgruppe dokumentiert werden. Eine Senkung des Sleep-Rest-Scores und des „cognitive-fatigue-scores" wurde ebenfalls gemessen. Insgesamt gab es 8 Messungen, die erste vor Beginn der Intervention, anschließend einmal wöchentlich für 6 Wochen lang und eine abschließende Messung einen Monat nach Beendigung der Behandlung (Yeh et al., 2011).

San Juan et al. (2008) führten eine Studie mit insgesamt 8 Kindern und Jugendlichen, die eine hämatologische Erkrankung hatten, durch. Die gemessenen Parameter wurden mit 8 gesunden Gleichaltrigen verglichen. Alle Patientinnen und Patienten waren zwischen 8 und 14 Jahren alt und bekamen innerhalb der letzten 12 Monate eine Knochenmarkstransplantation. Sie trainierten 3x/Woche für 8 Wochen lang, mit dem Ziel, ihre körperliche Verfassung zu verbessern. Das Ausdauertraining bestand aus Rad fahren, laufen, spazieren und Ausdauerspielen, wobei der Zielbereich der Intensität bei 50-70% der HF_{max} liegen sollte. Die Dauer variierte von 90-120 Minuten. Das Krafttraining umfasste mehrere Übungen zur Kräftigung der Hauptmuskelgruppen und bestand aus einem Satz zu je 8-15 Wiederholungen pro Muskelgruppe. Es konnte eine Verbesserung der funktionalen Kapazität und der VO_{2max}, sowie eine Steigerung der Muskelkraft dokumentiert werden (San Juan et al., 2008).

Chamoro-Viña et al. (2010) führten eine Studie mit insgesamt 20 Krebspatientinnen und Krebspatienten im Alter von 4 bis 12 Jahren durch. Die Interventionsgruppe bestand aus 7 Kindern und die Kontrollgruppe aus 13. Alle 20 Krebspatientinnen und Krebspatienten wurden mittels einer Stammzellentransplantation behandelt. Das beaufsichtigte Training der Interventionsgruppe fand im Krankenhaus statt und bestand aus Kraft- und Ausdauerelementen. Die Kinder der Interventionsgruppe trainierten über einen Zeitraum von 3 Wochen. In dieser Zeitspanne führten sie 5x/Woche Ausdauertraining für ungefähr 50 Minuten mit einer Herzfrequenz von 50-70% ihrer altersgemäßen errechneten maximalen Herzfrequenz. Das Krafttraining bestand aus 8 Übungen, die als ein Satz-Training mit 12-15 Wiederholungen durchgeführt wurden. Es gab 3 Messzeitpunkte. Die erste Messung erfolgte vor der Stammzellentransplantation, die zweite Messung nach 15 Tagen und die dritte Messung nach 30 Tagen. Die Ausdauerleistungsfähigkeit und die Kraft stiegen in der Interventionsgruppe im Vergleich zur Kontrollgruppe, die eine Standardtherapie ohne zusätzliches Training bekam, an. Gemessen wurde dies über die Ruheherzfrequenz und die Widerstandslast vor, nach und während der Intervention. Die Anzahl der dendritischen Zellen sank während der Strahlentherapie in beiden Gruppen, jedoch war der Verlust in der Kontrollgruppe höher, was einen günstigen Effekt der Intervention bestätigt (Chamorro-Viña et al., 2010).

Hinds et al. (2007) führten eine Studie mit 29 Krebspatientinnen und Krebspatienten im Alter von 12 bis 16 Jahren durch. Alle hatten entweder einen soliden Tumor oder AML. Die Interventionsgruppe bestand aus 14 und die Kontrollgruppe aus 15 Kindern. Das Trainingsprogramm basierte auf der Verbesserung der Ausdauerleistungsfähigkeit der Interventionsgruppe und fand im Krankenhaus während der medikamentösen Behandlung statt. Die Interventionsdauer war mit 2-4 Tagen sehr kurz und die Trainingseinheiten bestanden aus einer 30-minütigen Fahrradsession im Krankenhaus. Diese wurden bei jedem stationären Aufenthalt über einen Zeitraum von 29 Monaten durchgeführt. Es wurden täglich Messungen durchgeführt (Tag 0 – Tag 4). Die Schlafeffizienz der Interventionsgruppe verbesserte sich durch die Trainingsintervention (Hinds et al., 2007).

Wallek et al. (2018) führten eine Studie mit 53 Kindern und Jugendlichen während einer Stammzellentransplantation durch. Die Krebspatientinnen und Krebspatienten wurden per Zufall in die Interventions- oder Kontrollgruppen eingeteilt. Durch eine Baseline-Untersuchung wurden die Gruppen weiter in eine fitte beziehungsweise unfitte Interventionsgruppe sowie eine fitte und unfitte Kontrollgruppe unterteilt. Alle Studienteilnehmerinnen und Studienteilnehmer waren zwischen 7 und 15 Jahre alt. Die Interventionsgruppe führte ein Kraft-, Ausdauer- und

Flexibilitätstraining 3x/Woche durch, während die Kontrollgruppe nur die Standardkrebstherapie bekam. Die Intervention begann mit der Aufnahme ins Krankenhaus und endete mit der Entlassung. Das Ausdauertraining bestand aus Sessions am Fahrradergometer bei 60-80% der HF_{max}, Ausdauervariationen mit einer Dauer von 10-20 Minuten bei einer RPE von 12-14 und Sportspielen. Das Krafttraining bestand aus verschiedenen Übungen die für 1-3 Sätze mit 5-8 Wiederholungen durchgeführt wurden und 10 bis 20 Minuten dauerte. Das Flexibilitätstraining dauerte 5-10 Minuten und bestand aus aktiven und passiven Dehnübungen, die 1-3x für 10-15 Sekunden durchgeführt wurden. Die unfitte Interventionsgruppe konnte ihre Leistung beim 6MWT im Vergleich zur unfitten Kontrollgruppe steigern. Beide Kontrollgruppen wiesen eine Verschlechterung im 6MWT auf. Zum Zeitpunkt der Entlassung konnte die fitte Interventionsgruppe 85,5 ± 10,3% der Referenzwerte von gesunden Kindern im gleichen Alter erreicht werden (Wallek et al., 2018).

Deisenroth et al. (2016) führten eine Studie mit an Krebs erkrankten Kindern und Jugendlichen im Alter von 5-18 Jahren durch. 40 Patientinnen und Patienten nahmen an der Studie teil. Als Kontrollvergleich wurden Referenzwerte Gleichaltriger herangezogen. Die Studienteilnehmerinnen und Studienteilnehmer führten 2-3x/Woche für 30 Minuten ein Krafttraining, Entspannungsübungen oder ein Training, basierend auf einer Konsole, durch. Die Studie lief über einen Zeitraum von 12 Monaten. Die Messungen erfolgten 15-45 Tage nach Diagnosestellung und die Krebspatientinnen und Krebspatienten wiesen signifikante Defizite in allen Muskelgruppen verglichen mit den altersgemäßen Normwerten auf. Vor allem die Muskulatur der unteren Extremitäten war schwächer ausgeprägt als bei den Referenzwerten. Die Lebensqualität war bei Patientinnen und Patienten ebenso geringer als bei gleichaltrigen, gesunden Kindern und Jugendlichen. Die schnellere Muskelermüdung hängt möglicherweise mit der geringen Lebensqualität, dem geringen Selbstwert und dem verringerten körperlichen Wohlbefinden zusammen (Deisenroth et al., 2016).

Speyer et al. (2010) führten eine Studie mit 30 an Krebs erkrankten Kindern und Jugendlichen durch. Alle Studienteilnehmer waren zwischen 10 und 16 Jahren alt. Eine genaue Anzahl der Patientinnen und Patienten in der Interventions- beziehungsweise Kontrollgruppe gibt es nicht. Jedoch führte die Interventionsgruppe ein Training, 3x wöchentlich für etwa 30 Minuten, während des stationären Aufenthaltes durch. Die körperliche Aktivität wurde an die jeweilige Patientin beziehungsweise den jeweiligen Patienten angepasst und enthielt Aktivitäten, wie Ballspiele, Zirkusübungen, Wurfspiele, Schussspiele, Rückschlagspiele, Videospiele und Bodybuilding. Die korrekte Überprüfung der Intensität wird hier infrage gestellt. Die

Kontrollgruppe erhielt die Standardtherapie. Insgesamt erfolgten 4 Messungen jeweils am Ende jedes Krankenhausaufenthaltes. Verglichen mit der Kontrollgruppe wies die Interventionsgruppe eine höhere Lebensqualität während des Krankenhausaufenthaltes auf. (Speyer et al., 2010).

Gohar et al. (2011) führten eine Studie mit 9 an Krebs erkrankten Kindern im Alter von 2 bis 14 Jahren durch. Sie erhielten ein individualisiertes Übungsprogramm, bestehend aus Dehnübungen für die Dorsalflexion, Kräftigungsübungen für die oberen und unteren Extremitäten mit 10 Wiederholungen pro Übung und einem Ausdauertraining durch Gehen, Rad fahren oder Tanzen jeweils für 10-30 Minuten. Das individualisierte Übungsprogramm sollte 5x wöchentlich durchgeführt werden. Die Intervention dauerte 6-7 Monate während der Behandlung. Insgesamt fanden 5 Testungen statt. Die erste zu Studienbeginn und vier weitere nach jeder ersten Phase der Chemotherapie. Es konnten Verbesserungen der grobmotorischen Funktionen und der Lebensqualität erzielt werden. Die Eltern gaben an, mit dem physiotherapeutischen Programm zufrieden zu sein (Gohar et al., 2011).

Rosenhagen et al. (2011) führten eine Studie mit 20 Krebspatientinnen und Krebspatienten während der Stammzellentherapie durch. Alle Kinder und Jugendlichen waren zwischen 9 und 17 Jahren alt. 10 waren in der Interventionsgruppe und die restlichen 10 in der Kontrollgruppe. Die Interventionsgruppe machte ein beaufsichtigtes Ausdauer- und Krafttraining im Krankenhaus während der Isolationsphase der Stammzellentransplantation. Je nach Patientin oder Patient variierte die Dauer des Krankenhausaufenthaltes. Die Interventionsgruppe führte 3x wöchentlich eine 50-minütige Session am Fahrradergometer mit zusätzlichen Kraft- und Koordinationsübungen durch. Die Kontrollgruppe erhielt die Standardtherapie ohne Sporttherapie. Es gab 3 Messzeitpunkte, einen am ersten Tag des stationären Aufenthaltes, einen nach 2 Wochen und einen weiteren bei der Entlassung aus dem Krankenhaus. Die Interventionsgruppe konnte die Handkraft, die Lebensqualität und die Müdigkeit durch das körperliche Training verbessern (Rosenhagen et al., 2011).

Geyer et al. (2011) führten eine Studie mit 256 an Krebs erkrankten Kindern und Jugendlichen durch. Alle waren im Alter von 5-19 Jahren. Das Training fand während der medizinischen Behandlung im Krankenhaus statt. Insgesamt wurden 5 Yoga-Sessions in einem Zeitraum von 2 Monaten durchgeführt. Es gab zwei Messungen, eine vor der ersten Yoga-Einheit und eine finale nach Abschluss der 5 Yoga-Einheiten. Es konnte eine Verbesserung der Lebensqualität erreicht werden und die Kinder und Jugendlichen dokumentierten eine verbesserte Grobmotorik (Geyer et al., 2011).

Müller et al. (2014) führten eine Studie mit 21 Kindern im Alter von 8-18 Jahren durch, die einen Knochentumor in der unteren Extremität hatten. 10 Patientinnen und Patienten waren in der Interventionsgruppe und 11 in der Kontrollgruppe. Die Kontrollgruppe bekam die normale Standardtherapie mit Physiotherapie, welche unter anderem Mobilisationsübungen beinhaltete. Die Interventionsgruppe bekam die gleiche Therapie wie die Kontrollgruppe, aber führte zusätzlich Gleichgewichts- und Kraftübungen aus. Das Krafttraining fand jeden zweiten Tag statt und bestand aus diversen Übungen, zu 1-3 Sätzen mit 6-12 Wiederholungen. Es wurden 3 Testungen durchgeführt; eine nach Abschluss der neoadjuvanten Chemotherapie und zwei weitere 6 beziehungsweise 12 Monate später. Der Knochenmineralgehalt und die Knochenmineraldichte nahm im Rahmen der Behandlung in beiden Gruppen ab. Die Kontrollgruppe wies einen höheren Verlust der Knochenmasse auf. 6 Monate nach Behandlungsende wurde mehr körperliche Aktivität in der Interventionsgruppe dokumentiert (Müller et al., 2014).

Um die Studien untereinander vergleichbar zu machen und übersichtlicher zu gestalten, wurde folgende Tabelle erstellt:

Tabelle 9: Übersicht über Studien während der Krebstherapie
IG: Interventionsgruppe; KG: Kontrollgruppe; FITT: Frequency, Intensity, Time, Type; AT: Ausdauertraining; KT: Krafttraining

Publikation	**Studienteilnehmer/innen**	**Krankheitsbild**	**FITT**	**Studiendauer**	**Ergebnisse**
Hartmann et al. (2009)	41 Kinder und Jugendliche IG: 20 KG: 21 1-17 Jahre	ALL	F: 1-2x/d I: „short-burst high-Intensity (jumping)" T: - T:Funktionalitätsübungen für die unteren und oberen Extremitäten, Dehnübungen, Sprungübungen	2 Jahre	Erhöhter BMI und Körperfettanteil normalisierten sich schneller in IG Problem der Compliance
Moyer-Mileur et al. (2009)	13 Kinder IG: 6 KG: 7 6-7 Jahre	ALL	F: 3x/w I: Moderat bis hoch T: 15-20min T: Ernährungsprogramm, Heimprogramm	12 Monate	Verbesserung der Kraft und Ausdauer in der IG
Ladha et al. (2006)	10 Kinder und Jugendliche IG: 4 erkrankte Kinder KG 6 gesunde Kinder 6 bis 17 Jahre	ALL	F: 1x I: 70-85% VO_{2peak} T: 30min T: Laufband	einmalig	Anstieg und anschließender Abfall der Zahl der weißen Blutkörperchen, Anstieg des Verhältnisses der aktiven und ruhenden Neutrophilen
Marchese et al. (2004)	28 Kinder und Jugendliche IG: 13 KG: 15 4-16 Jahre	ALL	F: 3-7x/Woche I: AT: -, KT: 3x10Wh T: 20-60min T: Bilaterale Dehn- und Kräftigungsübungen, individuelles Ausdauerprogramm (spazieren, Rad fahren, schwimmen)	4 Monate	Verbesserter ROM der Dorsalflexion in der IG, Steigerung der Kraft in den unteren Extremitäten in der IG
Yeh et al. (2011)	22 Kinder und Jugendliche IG: 12 KG: 10 7-16 Jahre	ALL	F: 3x/w I: 60-80% HRR T: 30min T: individuelles Ausdauerprogramm	6 Wochen	Verbesserung der Müdigkeit, Senkung des Sleep-Rest-Scores und des „Cognitive-fatigue-scores"
San Juan et al. (2008)	8 Kinder und Jugendliche IG: 8 KG: 8 8-14 Jahre	Hämatologische Erkrankung	F: 3x/w I: AT: 50-70%HF_{max}, KT: 11 Übungen, 8-15Wh T: 90-120min T: Bankdrücken, Schulterdrücken, Beinstrecker, Rumpfübungen, Latzug, Fahrradergometer, laufen, spazieren, Ausdauerspiele	8 Wochen	Verbesserung der funktionalen Kapazität, VO_{2max} und der Muskelkraft
Chamoro-Viña et al. (2010)	20 Kinder IG: 7 KG 13 4 – 12 Jahre	Krebs allgemein	F : 5x/ w I : AT: 50-70% HF_{max} KT: 8 Übungen, 12-15Wh T : 50min T : Fahrradergometrie, Armcurls, Bankdrücken,	3 Wochen	Verbesserung der Kraft und Ausdauer in der IG Geringerer Verlust an dendritischen Zellen durch die

			Halbkniebeuge, Rudern, Übungen für Rumpfmuskulatur, Ellbogenstrecker, Beinstrecker		Strahlentherapie in IG
Hinds et al. (2007)	29 Kinder und Jugendliche IG: 14 KG: 15 12-16 Jahre	Krebs allgemein	F: 2x/d I:- T: 30min T: Fahrradergometer	29 Monate	Verbesserung der Schlafeffizienz in der IG
Wallek et al. (2018)	53 Kinder und IG: 26 KG: 27 Jugendliche 7-15 Jahre	Krebs allgemein	F: 3x/w I: AT: 60-80% HF_{max} KT: 1-3x 5-8Wh T: AT: 10-20min T: Fahrradergometer, Langhanteln, Bälle, Elastikbänder, Stufen	Während stationärem Aufenthalt	Verbesserung der Leistung im 6 MWT der IG, Annäherung an Referenzwerte von gesunden Gleichaltrigen
Deisenroth et al. (2016)	40 Kinder und Jugendliche 5-18 Jahre	Krebs allgemein	F: 2x/w I: - T: 30min T: Entspannungsübungen, Konsole, Krafttraining	12 Monate	Defizite in allen Muskelgruppen im Vergleich zu den Referenzwerten gleichaltriger, vor allem untere Extremitäten, geringere Lebensqualität
Speyer et al. (2010)	30 Kinder und Jugendliche 10-16 Jahre	Krebs allgemein	F: 3x/w I: - T: 30min T: Ballspiele, Akrobatik, Wurfspiele, Schussspiele, Rückschlagspiele, Bewegung als Ausdrucksmittel, Tanz, Kampfsport, Konsole, Bodybuilding	Während stationärem Aufenthalt	Höhere Lebensqualität in der IG
Gohar et al. (2011)	9 Kinder 2-14 Jahre	Krebs allgemein	F: 5x/w I: AT:-, KT: 10 Wh/Übung T:AT: 10-30min T: Dehnübungen, spielerische Kräftigungsübungen, spazieren, Rad fahren, tanzen	6-7 Monate	Verbesserung der grobmotorischen Funktion, Erhöhte Lebensqualität
Rosenhagen et al. (2011)	20 Kinder und Jugendliche IG: 10 KG: 10	Krebs allgemein	F: 3x/w I: AT: HF unter 180-Alter, Atemfrequenz <35/min KT: - T: 50min T: Fahrradergometer, Langhanteln, Bälle, Kniebeugen, Side-Steps, Gleichgewichtsübungen	Während stationärem Aufenthalt	Verbesserung der Handkraft, Lebensqualität und Müdigkeit in der IG
Geyer et al. (2011)	6 Kinder und Jugendliche 5-19 Jahre	Krebs allgemein	F: 5x I: - T:60min T: Yoga	2 Monate	Verbesserung der Lebensqualität und der Grobmotorik
Müller et al. (2014)	21 Kinder und Jugendliche IG: 10 KG: 11 8-18 Jahre	Knochentumor	F: 3-4x/w I: 1-3x 6-12Wh. hohe Intensität, Borg:13-16 T:15-45min T: Kabelzug, Kniebeugen, Ausfallschritte, rudern	12 Monate	Geringerer Verlust an Knochenmasse in der IG.

4.5.2. Trainingstherapie nach abgeschlossener Krebstherapie

Bianco et al. (2014) führten eine Studie mit 58 Kindern im Alter von 5-10 Jahren durch. Die Interventionsgruppe bestand aus 18 Kindern, die ALL oder ein Lymphom hatten und die dafür vorgesehene Therapie vor mindestens 10 Monaten abgeschlossen hatten. Als Kontrollgruppe wurden 40 gesunde, gleichaltrige Kinder herangezogen. Mittels einer Testbatterie wurden der Fitnesslevel und mögliche motorische Einschränkungen bei Krebsüberlebenden erhoben. Diese Testbatterie enthielt den Standweitsprung, Sit-Up-Test, Shuttle-Run und die Messung der Handkraft in beiden Gruppen. Im Allgemeinen waren die Ergebnisse in der Interventionsgruppe niedriger. Ein signifikanter Unterschied bestand im Standweitsprung, im 4x10m-Shuttlerun und in der Handkraft (Bianco et al., 2014). Tabelle 10 zeigt die Ergebnisse der sportmotorischen Tests:

Tabelle 10: Sportmotorische Tests: Krebsüberlebende und gesunde Gleichaltrige im Vergleich (Bianco et al., 2014)

	Control group (N = 40)	Experimental group (N = 18)	P
Standing broad jump (cm)	121.5 ± 28.44	99.78 ± 22.38	<0.05
4 × 10 m shuttle run (sec)	14.28 ± 1.50	16.04 ± 2.20	<0.05
Sit-up test (reps)	24.58 ± 13.01	21.33 ± 16.48	>0.05
Hand grip test DX (kg)	12.55 ± 4.26	9.23 ± 2.96	<0.05
Hand grip test SX (kg)	12.21 ± 4.49	9.43 ± 3.06	<0.05

Van Brussel et al. (2006) führten eine Studie mit 13 Patientinnen und Patienten, die an Leukämie erkrankt waren, durch. Bei der Erhebung waren die Kinder durchschnittlich 15,5 Jahre alt und hatten die Krebstherapie bereits 5-6 Jahre zuvor abgeschlossen. Die körperliche Funktion und Fitness wurden durch Anthropometrie, Tests der motorischen Leistungsfähigkeit, Muskelkraft, der anaeroben und der aeroben Powergröße (VO_{2max}), erhoben. Bei der Hand-Augen-Koordination wiesen 7 von den 13 Kindern eine Schwäche auf. Bei den Testungen der Muskelkraft wurde bei der durchschnittlichen Kraft der Kniestrecker ein niedrigerer Wert verglichen mit den altersgemäßen Normen gemessen. Die aerobe und anaerobe Powergröße waren bei ehemaligen Krebspatientinnen und Krebspatienten reduziert (van Brussel et al., 2006). Diese werden in Tabelle 11 dargestellt.

Tabelle 11: Anaerobe und Aerobe Powergröße bei Krebspatientinnen und Krebspatienten verglichen mit gesunden Gleichaltrigen (van Brussel et al., 2006)

Variables	$M \pm SD$	Range	M predicted $\pm$ SD	p-value
Wingate Anaerobic test				
Mean power (W)	376.1 (171.9)	163-587	492.9 (276.9)	0.000
Peak power (W)	538.6 (289.6)	218-1094	867.32 (508.2)	0.000
Cardio-pulmonary exercise test				
VO_{2peak} ($L \cdot min^{-1}$)	1.99 (0.99)	0.93-3.398	2.69 (1.15)	0.001
$VO_{2peak/kg}$ ($ml\,kg^{-1}\,min^{-1}$)	36.64 (18.3)	17.15-62.65	49.58 (21.22)	0.001
W_{max} (W)	155 (82.41)	60-280	222.98 (97)	0.000
VE_{max} ($L \cdot min^{-1}$)	64.69 (36.1)	27.60-146.5	94.9 (37.9)	0.001

Caro et al. (2006) führten eine Studie mit 163 Kindern und Jugendlichen unter 21 Jahren durch. Darunter waren 84 Kinder nach einer überstandenen Krebserkrankung und 79 gesunde Gleichaltrige. Ziel war es, die kardiopulmonale Übungstoleranz zu erheben, um in weiterer Folge die Teilnahme an sportlichen Aktivitäten zu bestimmen. Die krebsspezifische Behandlung musste seit mindestens einem Jahr abgeschlossen sein. Die meisten gemessenen Parameter unterschieden sich in beiden Gruppen nicht, jedoch wurde bei unter 13-jährigen Jungen eine niedrigere VO_{2max} als in der gesunden Kontrollgruppe gemessen. Aus den Ergebnissen lässt sich ableiten, dass pädiatrische Überlebende einer Krebserkrankung an jeglichen sportlichen Aktivitäten teilnehmen können. Bei einer verringerten VO_{2max}, sollten weitere Testungen durchgeführt werden, um eine sichere Teilnahme an sportlichen Aktivitäten zu gewährleisten (Caro et al., 2006).

Hoffman et al. (2013) führten eine Studie mit 330 Kindern und Jugendlichen unter 18 Jahren durch. Darunter waren 183 Überlebende einer Krebserkrankung und 147 gesunde Geschwister. Ziel war es, die körperliche Leistungsfähigkeit von Überlebenden einer Krebserkrankung mit der Leistungsfähigkeit der gesunden Geschwister zu vergleichen. Die Diagnosestellung bei den ehemaligen Krebspatientinnen und Krebspatienten musste mindestens 5 Jahre her sein. Trotz Angaben eines ähnlichen Aktivitätslevels von ehemaligen Patientinnen und Patienten beziehungsweise deren Geschwistern, waren die gemessenen Werte der Kraft der unteren Extremitäten, des TUG-Tests und des 6MWT bei den Krebsüberlebenden geringer. Die niedrigsten Werte wurden bei ehemaligen Patientinnen und Patienten, die von einem ZNS-Tumor oder Sarkom der Knochen oder Weichteile betroffen waren, gefunden. Abbildung 9 zeigt die Ergebnisse der gemessenen Parameter bei Überlebenden einer Krebserkrankung im Vergleich zu ihren Geschwistern (Hoffman et al., 2013).

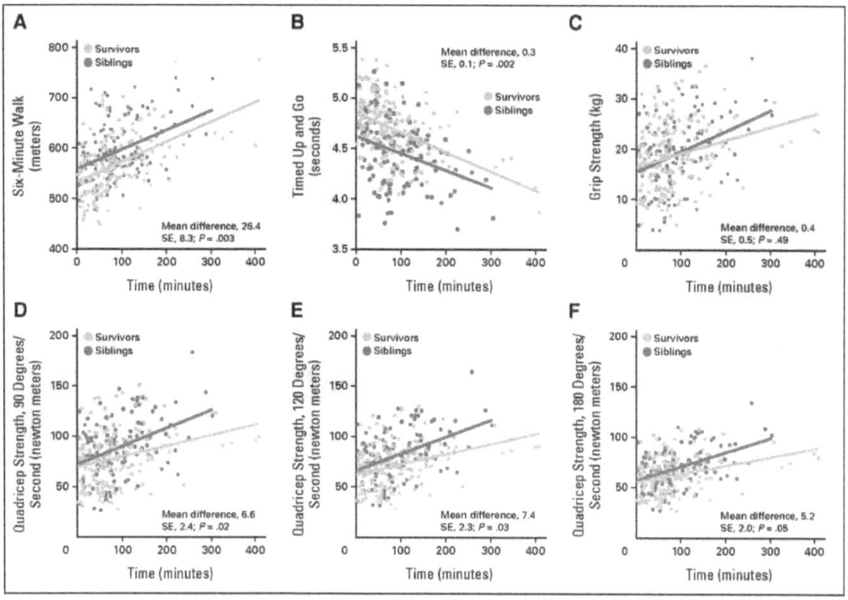

Abbildung 9: Vergleich von körperlicher Leistungsfähigkeit zwischen Überlebenden einer Krebserkrankung und deren Geschwistern (Hoffman et al., 2013)

Polgreen et al. (2012) führten eine Studie mit 527 Kindern und Jugendlichen unter 18 Jahren durch. Dabei sollte die Häufigkeit und Ernsthaftigkeit von Knochendefiziten von Überlebenden einer Krebserkrankung im Vergleich zu gesunden Geschwistern beurteilt werden. Die Knochengesundheit wurde bei 319 Überlebenden einer Krebserkrankung und 208 gesunden Geschwistern gemessen. Die durchschnittliche Zeit nach Abschluss der krebsspezifischen Behandlung betrug 10.1 Jahre mit einer Spannweite von 4.3-17.8 Jahren. Mittels einer Schätzungsgleichung und einem Z-Score ≤ - 1, wurden die Unterschiede ermittelt. Bei Überlebenden einer Krebserkrankung ist die Wahrscheinlichkeit 3,3x höher als bei Geschwistern, einen Z-Score von ≤ - 1, bezogen auf die gesamte Knochendichte, zu erreichen. Des Weiteren sind sie 1,7x häufiger von Knochendichtewerten mit einem Z-Score von ≤ - 1 betroffen als Geschwister (Abbildung 10). Faktoren, die einen geringeren Z-Score begünstigen, sind Hypogonadismus, geringere Muskelmasse, eine höhere Zeit vor dem Bildschirm, geringe körperliche Aktivität und höhere Entzündungsmarker. Mehr körperliche Aktivität kann die Knochengesundheit verbessern (Polgreen et al., 2012).

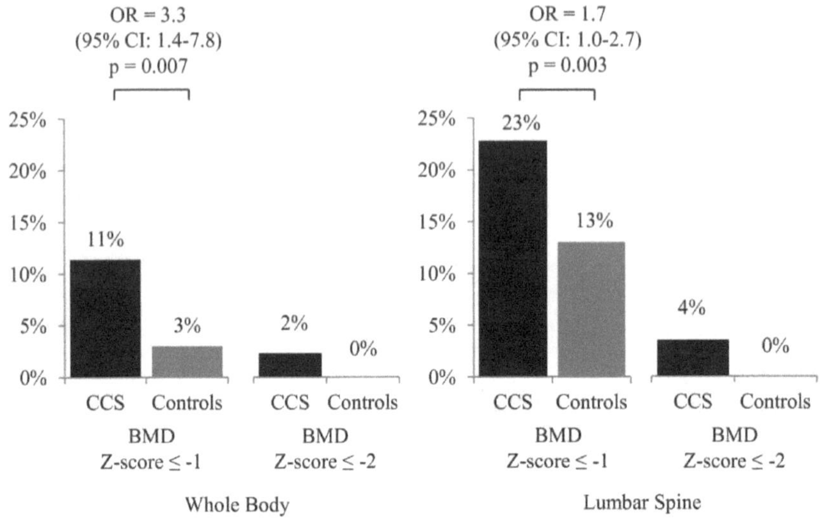

Abbildung 10: Knochendichte-Werte bei Überlebenden einer Krebserkrankung verglichen mit gesunden Geschwistern (Polgreen et al., 2012)

Slater et al. (2015) führten eine Studie mit 527 Kindern und Jugendlichen im Alter von 9-18 Jahren durch. Dabei wurden die körperliche Aktivität und das kardiovaskuläre Risiko bei 319 Überlebenden einer Krebserkrankung, im Vergleich zu 208 gesunden Geschwistern, gemessen. Die Diagnose Erstellung musste 5 Jahre oder länger her sein. Unter allen Krebspatientinnen und Krebspatienten hatten die, welche in die Gruppe mit hoher körperlicher Aktivität eingeteilt wurden, einen niedrigeren Körperfettanteil, verglichen mit der Kontrollgruppe. Als höhere körperliche Aktivität wurde eine moderate Bewegung von mindestens 60 Minuten pro Tag angesehen. Zwischen den ehemaligen Krebspatientinnen und Krebspatienten und den gesunden Geschwistern, konnte ein Unterschied im Hüftumfang, der Körperfettmasse, dem Subkutan- und dem Viszeralfett zugunsten der Kontrollgruppe gemessen werden. Diese Werte sind wahrscheinlich auf den erhöhten Anteil an adipösen Kindern und Jugendlichen unter Krebserkrankten zurückzuführen. Die Anteile der Körperfettmasse und fettfreien Masse sind bei ehemaligen Patientinnen und Patienten, die regelmäßig körperlich aktiv sind, ähnlich wie in der Kontrollgruppe, weshalb körperliche Aktivität das Risiko einer kardiovaskulären Erkrankung senkt (Slater et al., 2015).

Wright et al. (2013) führten eine Studie mit 96 Kindern und Jugendlichen im Alter von 13-18 Jahren durch. Darunter waren 48 Überlebende einer Krebserkrankung und 48 gleichaltrige gesunde Kinder und Jugendliche. Die beschriebene körperliche Aktivität unterschied sich zwischen ehemaligen Erkrankten und gesunden Personen nicht. Das Ausmaß der körperlichen Aktivität korrelierte positiv mit der sozialen Unterstützung Erwachsener in der Gruppe der Überlebenden einer Krebserkrankung (Wright et al., 2013).

Beulertz et al. (2016) führten eine Studie mit 26 Kindern und Jugendlichen im Alter von 4-17 Jahren durch. Darunter waren 13 Krebsüberlebende und 13 gleichaltrige gesunde Personen. Ziel war es, den ROM der Dorsalflexion, den Gang, die Effizienz beim Gehen und die motorische Leistungsfähigkeit zu erheben. Es konnte eine Beeinträchtigung des ROM der aktiven Dorsalflexion, des Ganges und der Effizienz beim Gehen dokumentiert werden. Die motorische Leistungsfähigkeit unterschied sich bei ehemaligen Patientinnen und Patienten nicht von gesunden Gleichaltrigen (Beulertz et al., 2016).

In einigen Studien wurde die Lebensqualität von ehemaligen Krebspatientinnen und Krebspatienten erhoben. In den meisten Fällen fielen diese bei Kindern und Jugendlichen, die an Krebs erkrankt waren, geringer aus als bei gesunden Gleichaltrigen (Bansal et al., 2013; Batra et al., 2016; Kobayashi et al., 2017; Schulte et al., 2016).

Eine Zusammenfassung der Studienergebnisse findet sich in Tabelle 12.

Tabelle 12: Übersicht über Studien nach abgeschlossener Krebstherapie

Publikation	Studienteilnehmer/innen	Krankheitsbild	Ergebnisse
Bianco et al. (2014)	58 Kinder 5-10 Jahre IG: 18 KG: 40 (gesunde Gleichaltrige)	ALL, Lymphom	Geringere Muskelkraft in der IG, Signifikante Unterschiede im Standweitsprung, Shuttle-Run und der Handkraft
Van Brussel et al. (2006)	13 Kinder und Jugendliche 9-21 Jahre Vergleichswerte: Altersgemäße Normen	Leukämie	Teilweise (54% Defizite in der Hand-Augen-Koordination, Verringerte Muskelkraft, Reduzierte aerobe und anaerobe Powergrößen
Caro et al. (2006)	163 Kinder und Jugendliche IG: 84 KG: 147 (gesunde Geschwister) 7-21 Jahre	Krebs allgemein	Niedrigere VO_{2max} bei unter 13-jährigen Jungen, Teilnahme an jeglichen sportlichen Aktivitäten gewährleistet
Hoffmann et al. (2013)	330 Kinder und Jugendliche IG: 183 KG: 147 (gesunde Geschwister) 9-17 Jahre	Krebs allgemein	Geringere Kraft der unteren Extremitäten in der IG
Polgreen et al. (2012)	527 Kinder und Jugendliche IG: 319 KG: 208 (gesunde Geschwister) 9-18 Jahre	Krebs allgemein	Geringere Knochendichte in der IG
Slater et al. (2015)	527 Kinder und Jugendliche IG: 319 KG: 208 (gesunde Geschwister) 9-18 Jahre	Krebs allgemein	Körperliche Aktivität senkt das Risiko einer kardiovaskulären Erkrankung
Wright et al. (2013)	96 Kinder und Jugendliche IG: 48 KG: 48 (gesunde Gleichaltrige) 13-18 Jahre	Krebs allgemein	Keine Unterschiede in der körperlichen Aktivität zwischen beiden Gruppen, Das Ausmaß der körperlichen Aktivität korrelierte positiv mit der sozialen Unterstützung Erwachsener in der IG
Beulertz et al. (2016)	26 Kinder und Jugendliche IG: 13 KG: 13 (gesunde Gleichaltrige) 4-17 Jahre	Krebs allgemein	Beeinträchtigung des ROM der aktiven Dorsalflexion, des Ganges und der Effizienz beim Gehen in der IG
Bansal et al. (2013); Batra et al. (2016), Kobayashi et al. (2017); Schulte et al. (2016)	Vergleichsstudien zwischen ehemaligen Überlebenden einer Krebserkrankung und gesunden Gleichaltrigen	Krebs allgemein	Überlebende einer Krebserkrankung beurteilen ihre Lebensqualität geringer als gesunde Gleichaltrige

5. Diskussion

Die aktuelle Studienlage zeigt, dass durch gezieltes und strukturiertes Training eine Steigerung der Ausdauerleistungsfähigkeit (Chamorro-Viña et al., 2010; Moyer-Mileur et al., 2009; San Juan et al., 2008; Wallek et al., 2018), der Muskelkraft (Chamorro-Viña et al., 2010; Marchese et al., 2004; Moyer-Mileur et al., 2009; Rosenhagen et al., 2011; San Juan et al., 2008; Wallek et al., 2018) und der Lebensqualität (Geyer et al., 2011; Gohar et al., 2011; Rosenhagen et al., 2011; Speyer et al., 2010) erreicht werden konnte. Zusätzlich dokumentierte man in zwei Studien eine Verbesserung der Müdigkeit und Abgeschlagenheit, sowie der Schlafeffizienz (Hinds et al., 2007; Yeh et al., 2011). Durch die Interventionen von Marchese et al. (2004) und

Gohar et al. (2011) konnte der ROM der Dorsalflexion bei an Krebs erkrankten Kindern und Jugendlichen verbessert werden. Laut der derzeitigen Studienlage weisen auch viele der Überlebenden einer Krebserkrankung Defizite in der Ausdauerleistungsfähigkeit (Caro et al., 2006; van Brussel et al., 2006), der Muskelkraft (Bianco et al., 2014; Hoffman et al., 2013; van Brussel et al., 2006) und der aktiven Dorsalflexion (Beulertz et al., 2016), auf. Viele der Überlebenden einer Krebserkrankung beurteilen ihre Lebensqualität geringer als gesunde Gleichaltrige (Bansal et al., 2013; Batra et al., 2016; Kobayashi et al., 2017; Schulte et al., 2016).

In Bezug auf die FITT Kriterien fällt auf, dass teilweise Angaben fehlen. Während Hartmann et al. (2009) keine Informationen über die Dauer der Trainingseinheit bereitstellt, fehlt bei einigen anderen Interventionen die Angabe des Zielbereiches für die Intensität des Trainings (Deisenroth et al., 2016; Geyer et al., 2011; Gohar et al., 2011; Hinds et al., 2007; Marchese et al., 2004; Rosenhagen et al., 2011; Speyer et al., 2010). Bei körperlicher Aktivität mit Elementen wie Ballspielen, spielerischen Kräftigungsübungen und Übungen mittels einer Konsole ist die genaue Überprüfung der Intensität ohnehin fragwürdig (Gohar et al., 2011; Rosenhagen et al., 2011; Speyer et al., 2010). In einigen Studien wurde eine Verbesserung der Ausdauerleistungsfähigkeit dokumentiert, jedoch ist hier anzumerken, dass nur San Juan et al. (2008) einen maximalen stufenförmigen Belastungstest am Laufband zur Überprüfung der VO_{2max} und der Ventilationsschwele durchgeführt haben. Chamorro-Viña et al. (2010) gaben errechnete Intensitätsbereiche von 50-70%HF_{max} vor und zogen über den Ruhepuls Rückschlüsse auf die Effektivität des Trainings. Wallek et al. (2018) zogen den 6MWT heran, um Auswirkungen des Trainingsprogrammes auf die Ausdauerleistungsfähigkeit zu erschließen. Maximale Ausbelastungstests sind die geeignetsten Methoden zur Überprüfung der kardiorespiratorischen Fitness. Direkte Messungen der maximalen Sauerstoffaufnahme (VO_{2max}) sind valide, reliabel und liefern die genauesten Aussagen über die funktionale Kapazität (Pescatello, 2014). In zwei Studien werden Intensitätsbereiche von 50-70% der HF_{max} vorgegeben, wobei der untere Grenzbereich hier zu keiner Steigerung der Fitness führt (Chamorro-Viña et al., 2010; San Juan et al., 2008). Benzer (2017) empfiehlt bei chronischen Erkrankungen Ausdauersportarten, 3-5x pro Woche für 45-60 Minuten mit einer Intensität von 60-80% der maximal erreichten bzw. symptomlimitierten Herzfrequenz einer sitzend durchgeführten Fahrradergometrie (Benzer, 2017). Hofmann & Tschakert (2010) dokumentierten bei jungen Patientinnen und Patienten, mit gleicher submaximaler und maximaler Leistungsabgabe, gravierende Unterschiede in der gemessenen Herzfrequenz am LTP_2, was folglich zu völlig anderen Trainingsbelastungen in Bezug auf die Schwellenwerte führt. Aus den genannten Gründen sind gemessene Werte zur Vorgabe von Trainingsbelastungen gegenüber errechneten Werten immer vorzuziehen (Hofmann & Tschakert, 2010). Die Trainingsherzfrequenz ist altersabhängig und bei chronisch Erkrankten müssen die Einflüsse der Therapie selbst auf die Herzfrequenz ebenso berücksichtigt werden. Betreffend der Dreiphasigkeit der Energiebereitstellung haben Belastungen der Phase I (unter VT_1/LTP_1) einen regenerativen Charakter und wirken bei ausreichender Dauer als kapazitives Training. Phase II wird in drei Unterkategorien unterteilt, den extensiven Bereich (70-80% der Leistung am TP_2), den mittleren Bereich (80-90% der Leistung am TP_2) und den intensiven Bereich (90-97% der Leistung am TP_2). Belastungen in Phase III (über dem TP_2) werden meist als extensive oder intensive Intervall-, als Wiederholungsmethode oder als Wettkampfmethode absolviert, haben aber im Rahmen der Trainingstherapie wenig Relevanz (Hofmann et al., 2017, S. 233)

Hypertrophie-Training ist eine gängige Form des Krafttrainings in der Rehabilitation von chronischen Erkrankungen. Dabei kommt es zu einer Konzentrationssteigerung der kontraktilen Proteine Aktin und Myosin und zu einer Vergrößerung des Muskelfaserquerschnitts. Des Weiteren führt richtig dosiertes Hypertrophie-Training zu einer schnelleren Impulsübertragung zu den motorischen Einheiten durch eine Verdickung der Myelinschicht und des nichtkontraktilen Bindegewebes im Sehnen- und Bänderapparat (De Marées, 2003) und zu einer Änderung des Ansatzwinkels der Muskelfasern an der Sehne (Folland & Williams, 2007). Weineck (2010) empfiehlt eine Wiederholungszahl von 10-15 und eine Intensität von 40-60% des 1RM. Rosenhagen et al. (2011) beschreiben in ihrer Studie zwar, dass Hypertrophie-Training durchgeführt wurde, geben aber keine Auskunft über Umfang oder Intensität, außer, dass diese individuell angepasst wurden. Chamoro-Viña et al. (2010) und Marchese et al. (2004) geben die Wiederholungszahl an, jedoch fehlt die konkrete Übungsbeschreibung, um Rückschlüsse auf die Art des Krafttrainings ziehen zu können. Dynamometer sind geeignete Messinstrumente zur Ermittlung der Muskelkraft, wie sie in zwei der beschriebenen Studien verwendet wurden (Marchese et al., 2004; Rosenhagen et al., 2011). In den übrigen Interventionen wurde eine Zunahme der Muskelkraft über die Widerstandslasten definiert (Chamorro-Viña et al., 2010; San Juan et al., 2008).

Der Großteil der Studien, bei denen eine Intervention durchgeführt wurde, weist eine geringe Anzahl an Studienteilnehmerinnen und Studienteilnehmer mit gesamt unter 50 (Beulertz et al., 2016; Chamorro-Viña et al., 2010; Deisenroth et al., 2016; Hartman et al., 2009; Hinds et al., 2007; Marchese et al., 2004; Müller et al., 2014; Rosenhagen et al., 2011; Speyer et al., 2010;

van Brussel et al., 2006; Yeh et al., 2011) beziehungsweise unter 20 Personen (Geyer et al., 2011; Gohar et al., 2011; Ladha et al., 2006; Moyer-Mileur et al., 2009; San Juan et al., 2008), auf. Um die Aussagekraft der Ergebnisse zu erhöhen, sind weitere wissenschaftliche Forschungen mit einer größeren Stichprobe, von Nöten. Drei der vorgestellten Studien weisen keine Kontrollgruppe auf (Deisenroth et al., 2016; Geyer et al., 2011; Gohar et al., 2011) und die Studie von Speyer et al. (2010) gibt keine Auskunft über die Anzahl der Personen pro Gruppe. In der Publikation von Müller et al. (2014) sind die Ergebnisse zu hinterfragen, da die Kontrollgruppe signifikant jünger war, was in der Entwicklung der Knochenmasse eine Rolle spielen könnte. In zwei der beschriebenen Studien dominiert jeweils ein Geschlecht, weshalb die Ergebnisse in diesen Fällen nicht geschlechtsunabhängig gültig sind (Geyer et al., 2011; Ladha et al., 2006).

Betrachtet man die vier definierten Zielbereiche des therapeutischen Trainings von Pedersen & Saltin (2006), so fällt auf, dass in einem Großteil der Studien nicht alle Komponenten berücksichtigt wurden. Außerdem sind in einigen Studien die Grundlagen eines therapeutischen Trainings nicht gegeben, da es sich nicht um eine strukturierte beziehungsweise kontrollierte und somit überprüfbare Aktivität handelt (Gohar et al., 2011; Rosenhagen et al., 2011; Speyer et al., 2010).

Das vom "Cancer Council Western Australia" vorgestellte Zyklisierungsschema mit der Einteilung in drei Trainingsphasen während der krebsspezifischen Behandlung wurde in keiner der vorgestellten Studien berücksichtigt. Durch die stark variierende Belastbarkeit der an Krebs erkrankten Kinder und Jugendlichen in Abhängigkeit vom Zeitpunkt der medikamentösen Behandlung (Chemotherapie) wäre dieses Konzept durchaus sinnvoll.

Bei der Durchführung eines Trainings sollten auch kardiologische und neurologische Nachwirkungen der Krebsbehandlung berücksichtigt werden. Beispielsweise ist in der Studie von San Juan et al. (2008) zu bemängeln, dass es 12 Monate nach Abschluss der Behandlung noch zu früh ist, um von einer Abwesenheit von Komplikationen bei Knochenmarkstransplantationen auszugehen. Die Lungenfunktion kann auch ein Jahr nach Behandlungsende beeinträchtigt sein und es kann bis zu zwei Jahre dauern, bis diese Folgeschäden vollständig verschwinden (Gandola et al., 1990; Lund et al., 1995). Je nach Art und Lokalisation der Krebserkrankung können sensorische Beeinträchtigungen (Ginsberg et al., 2010), Skelettdysplasie oder Asymmetrie (Fromm et al., 1986; Raney et al., 2000), Atrophie (Raney et al., 1999) und eine Verringerung des ROM der Gelenke (Paulino, 2004) auftreten. Patientinnen und Patienten mit Amputationen benötigen oft zusätzliche Operationen im Laufe ihres Lebens, was sich ebenso auf das Engagement in körperlicher Aktivität auswirken kann (Kawai et al., 1999).

Während bei Marchese et al. (2004) und Gohar et al. (2011), der ROM der Dorsalflexion verbessert werden konnte, zeigten sich bei zwei weiteren Studien keine Veränderungen verglichen mit den Kontrollgruppen (Hartman et al., 2009; San Juan et al., 2008). Die Zeitspanne der Intervention betrug bei Hartmann et al. (2009) 2 Jahre. In dieser Zeit könnten Patientinnen und Patienten bei Bedarf auch lokale Physiotherapie in Anspruch genommen haben, um die gewünschten Effekte zu erzielen. Hier wären eine kürzere Zeitspanne oder mehrere Zwischenmessungen sinnvoll, um genauere Rückschlüsse auf die Intervention ziehen zu können. Der ROM der Dorsalflexion sowie die Kraft der unteren Extremitäten sind wichtige Voraussetzungen für ein normales Gangbild. Die Patientinnen und Patienten müssen die Fähigkeit haben, das Sprunggelenk während der Standphase zirka 10° passiv zu beugen und während der Schwungphase in die Neutralposition (0°), beziehungsweise 20° beim Stiegen steigen aktiv zu beugen. Ohne ausreichenden ROM der Dorsalflexion kommt es zu Ausgleichsbewegungen, die dem Sprunggelenk schaden. Eine ausreichender ROM der Dorsalflexion ist bei gebeugtem Knie wichtig, um das Stolpern und Stürze zu vermeiden (Norkin & Levangie, 1992).

Körperliche Aktivität ist wichtig, um Nebenwirkungen und Langzeiteffekte von Krebserkrankungen auszugleichen. In der Zeit des stationären Aufenthaltes und der Krebsbehandlung ist es wichtig, körperlich aktiv zu sein und Inaktivität so gut wie möglich zu vermeiden. Im Anschluss sollten gezielte Aktivitäten zur Verbesserung der Ausdauerleistungsfähigkeit, zur Steigerung der Muskelkraft und zur Verbesserung der Flexibilität durchgeführt werden. Das allgemeine Ziel muss sein, Patientinnen und Patienten schlussendlich wieder zu ihrem Alltag zurückzuführen und eine Teilnahme an allen Sportarten sicher zu ermöglichen.

6. Schlussfolgerung

Nach intensiver Auseinandersetzung mit körperlicher Aktivität und Training in der pädiatrischen Onkologie anhand umfangreicher Fachliteratur wird deutlich, wie effektiv, gezielt strukturiertes Training als begleitende Therapiemaßnahme in der Behandlung von Krebserkrankungen bei Kindern und Jugendlichen, eingesetzt werden kann. Durch angemessenes Training während und nach abgeschlossener Krebsbehandlung können Nebenwirkungen und Langzeitfolgen der Standardtherapie bewusst minimiert werden.

Die gewonnenen Einsichten ließen sich durch weitere Interventionen, mit größeren Stichproben und strengeren krebsspezifischen Unterteilungen, ergänzen. In diesem Zusammenhang wären die Auswirkungen des Trainings auf die genannten Zielbereiche des therapeutischen Trainings, lohnenswert zu untersuchen.

Literaturverzeichnis

Bansal, M., Sharma, K. K., Vatsa, M. & Bakhshi, S. (2013). Comparison of health-related quality of life of children during maintenance therapy with acute lymphoblastic leukemia versus siblings and healthy children in India. *Leukemia & lymphoma, 54* (5), 1036–1041. https://doi.org/10.3109/10428194.2012.736985

Batra, A., Kumari, M., Paul, R., Patekar, M., Dhawan, D. & Bakhshi, S. (2016). Quality of Life Assessment in Retinoblastoma: A Cross-Sectional Study of 122 Survivors from India. *Pediatric blood & cancer, 63* (2), 313–317. https://doi.org/10.1002/pbc.25781

Baumann, F. T. & Herweg, C. (Hrsg.). (2008). *Bewegungstherapie und Sport bei Krebs. Leitfaden für die Praxis* (Neue aktive Wege). Köln: Dt. Ärzte-Verl.

Bejar, R., Levine, R. & Ebert, B. L. (2011). Unraveling the molecular pathophysiology of myelodysplastic syndromes. *Journal of clinical oncology, 29* (5), 504.

Bell, W., Warner, J. T., Evans, W. D., Webb, D. K. H., Mullen, R. H. & Gregory, J. W. (2006). Perception of effort at low and moderate intensity exercise in survivors of childhood acute lymphoblastic leukaemia. *Annals of human biology, 33* (3), 357–371. https://doi.org/10.1080/03014460600687382

Benzer, W. (2017). Sport als Therapie bei chronischen Erkrankungen. In M. Wonisch, P. Hofmann, H. Förster, H. Hörtnagl, E. Ledl-Kurkowski & R. Pokan (Hrsg.), *Kompendium der Sportmedizin* (Bd. 118, S. 525–542). Vienna: Springer Vienna. https://doi.org/10.1007/978-3-211-99716-1_34

Beulertz, J., Bloch, W., Prokop, A., Rustler, V., Fitzen, C., Herich, L. et al. (2016). Limitations in Ankle Dorsiflexion Range of Motion, Gait, and Walking Efficiency in Childhood Cancer Survivors. *Cancer Nursing, 39* (2), 117–124. https://doi.org/10.1097/NCC.0000000000000256

Bianco, A., Patti, A., Thomas, E., Palma, R., Maggio, M. C., Paoli, A. et al. (2014). Evaluation of fitness levels of children with a diagnosis of acute leukemia and lymphoma after completion of chemotherapy and autologous hematopoietic stem cell transplantation. *Cancer medicine, 3* (2), 385–389. https://doi.org/10.1002/cam4.193

PDQ Pediatric Treatment Editorial (2019). Childhood Soft Tissue Sarcoma Treatment. In *PDQ Cancer Information Summaries.* National Cancer Institute (US).

Borg, G. (1985). *An introduction to Borg's RPE-scale:* Mouvement Publications.

Borg, G., Hassmén, P. & Lagerström, M. (1987). Perceived exertion related to heart rate and blood lactate during arm and leg exercise. *European journal of applied physiology and occupational physiology, 56* (6), 679–685.

Borresen, J. & Lambert, M. I. (2008). Autonomic control of heart rate during and after exercise. *Sports Medicine, 38* (8), 633–646.

Bouchard, C., Rankinen, T. & Timmons, J. A. (2011). Genomics and genetics in the biology of adaptation to exercise. *Comprehensive Physiology, 1* (3), 1603–1648.

Braam, K. I., van der Torre, P., Takken, T., Veening, M. A., van Dulmen-den Broeder, E. & Kaspers, G. J. L. (2013). Physical exercise training interventions for children and young adults during and after treatment for childhood cancer. *The Cochrane database of systematic reviews* (4), CD008796. https://doi.org/10.1002/14651858.CD008796.pub2

Bruunsgaard, H. (2005). Physical activity and modulation of systemic low-level inflammation. *Journal of leukocyte biology, 78* (4), 819–835.

Buchheit, M. (2014). Monitoring training status with HR measures: do all roads lead to Rome? *Frontiers in physiology, 5,* 73.

Bundesamt für Statistik. (2018). Krebs. Verfügbar unter https://www.bfs.admin.ch/bfs/de/home/statistiken/gesundheit/gesundheitszustand/krankheiten/krebs.html

Bundesgesetz über medizinische Assistenzberufe und die Ausübung der Trainingstherapie. (2012) (Medizinische Assistenzberufe-Gesetz - MABG). Verfügbar unter https://www.ris.bka.gv.at/GeltendeFassung.wxe?Abfrage=Bundesnormen&Gesetzesnummer=20007997

Bundesgesetzblatt. Für die Republik Österreich. (1992). Verfügbar unter https://www.ris.bka.gv.at/GeltendeFassung.wxe?Abfrage=Bundesnormen&Gesetzesnummer=10010701

Campbell, K. L., Winters-Stone, K. M., Wiskemann, J., May, A. M., Schwartz, A. L., Courneya, K. S. et al. (2019). Exercise guidelines for cancer survivors: consensus statement from international multidisciplinary roundtable. *Medicine & Science in Sports & Exercise, 51* (11), 2375–2390.

Cancer Council Western Australia. (2016). Guidelines for implementing exercise programs for cancer patients. Verfügbar unter https://www.racgp.org.au/FSDEDEV/media/documents/Clinical%20Resources/HANDI/Guidelines-for-implementing-exercise.pdf

Caro, E. de, Fioredda, F., Calevo, M. G., Smeraldi, A., Saitta, M., Hanau, G. et al. (2006). Exercise capacity in apparently healthy survivors of cancer. *Archives of disease in childhood, 91* (1), 47–51. https://doi.org/10.1136/adc.2004.071241

Caspersen, C. J., Powell, K. E. & Christenson, G. M. (1985). Physical activity, exercise, and physical fitness: definitions and distinctions for health-related research.

Chamorro-Viña, C., Ruiz, J. R., Santana-Sosa, E., González Vicent, M., Madero, L., Pérez, M. et al. (2010). Exercise during hematopoietic stem cell transplant hospitalization in children. *Medicine and science in sports and exercise, 42* (6), 1045–1053. https://doi.org/10.1249/MSS.0b013e3181c4dac1

Choux, M., Lena, G. & Genitori, L. (1991). Craniopharyngioma in children. *Neurochirurgie, 37* (suppl 1), 1–174.

Coffey, V. G. & Hawley, J. A. (2007). The molecular bases of training adaptation. *Sports Medicine, 37* (9), 737–763.

Courneya, K. S. (2014). Physical activity and cancer survivorship: a simple framework for a complex field. *Exercise and sport sciences reviews, 42* (3), 102–109.

De Marées, H. (2003). Sportphysiologie. *Köln: Sportverlag Strauß.*

Deisenroth, A., Söntgerath, R., Schuster, A. J., Busch, C. von, Huber, G., Eckert, K. et al. (2016). Muscle strength and quality of life in patients with childhood cancer at early phase of primary treatment. *Pediatric hematology and oncology, 33* (6), 393–407. https://doi.org/10.1080/08880018.2016.1219796

Doyle, C., Kushi, L. H., Byers, T., Courneya, K. S., Demark-Wahnefried, W., Grant, B. et al. (2006). Nutrition and physical activity during and after cancer treatment: an American

Cancer Society guide for informed choices. *CA: a cancer journal for clinicians, 56* (6), 323–353.

Egan, B. & Zierath, J. R. (2013). Exercise metabolism and the molecular regulation of skeletal muscle adaptation. *Cell metabolism, 17* (2), 162–184.

Esbenshade, A. J., Friedman, D. L., Smith, W. A., Jeha, S., Pui, C.-H., Robison, L. L. et al. (2014). Feasibility and initial effectiveness of home exercise during maintenance therapy for childhood acute lymphoblastic leukemia. *Pediatric physical therapy : the official publication of the Section on Pediatrics of the American Physical Therapy Association, 26* (3), 301–307. https://doi.org/10.1097/PEP.0000000000000053

Fairey, A. S., Courneya, K. S., Field, C. J. & Mackey, J. R. (2002). Physical exercise and immune system function in cancer survivors: a comprehensive review and future directions. *Cancer, 94* (2), 539–551. https://doi.org/10.1002/cncr.10244

Folland, J. P. & Williams, A. G. (2007). The adaptations to strength training : morphological and neurological contributions to increased strength. *Sports medicine (Auckland, N.Z.), 37* (2), 145–168. https://doi.org/10.2165/00007256-200737020-00004

Fromm, M., Littman, P., Raney, R. B., Nelson, L., Handler, S., Diamond, G. et al. (1986). Late effects after treatment of twenty children with soft tissue sarcomas of the head and neck. Experience at a single institution with a review of the literature. *Cancer, 57* (10), 2070–2076. https://doi.org/10.1002/1097-0142(19860515)57:10<2070::AID-CNCR2820571032>3.0.CO;2-G

Frühwald, M. C. & Graf, N. (2006). Rhabdoide Tumoren im Kindesalter. *Klinik und Forschung, 4,* 22–25.

Frühwald, M. C. & Rutkowski, S. (2011). ZNS-Tumoren bei Kindern und Jugendlichen. *Dtsch Arztebl International, 108* (22), 390–397. https://doi.org/10.3238/arztebl.2011.0390

Fukushima, T., Nakano, J., Ishii, S., Natsuzako, A., Sakamoto, J. & Okita, M. (2018). Low-intensity exercise therapy with high frequency improves physical function and mental and physical symptoms in patients with haematological malignancies undergoing chemotherapy. *European journal of cancer care, 27* (6), e12922. https://doi.org/10.1111/ecc.12922

Furtwängler, R. & Graf, N. (2018). Nierentumoren. In *Pädiatrische Hämatologie und Onkologie* (S. 441–464). Springer.

Gabriel, H. (2006). Auswirkungen von Sport auf das Immunsystem. *Notfall & Hausarztmedizin, 32* (08/09), 411–415.

Galvão, D. A. & Newton, R. U. (2005). Review of exercise intervention studies in cancer patients. *Journal of clinical oncology, 23* (4), 899–909.

Gandola, L., Siena, S., Bregni, M., Sverzellati, E., Piotti, P., Stucchi, C. et al. (1990). Prospective evaluation of pulmonary function in cancer patients treated with total body irradiation, high-dose melphalan, and autologous hematopoietic stem cell transplantation. *International Journal of Radiation Oncology*Biology*Physics, 19* (3), 743–749. https://doi.org/10.1016/0360-3016(90)90505-E

Gatta, G., Botta, L., Rossi, S., Aareleid, T., Bielska-Lasota, M., Clavel, J. et al. (2014). Childhood cancer survival in Europe 1999–2007: results of EUROCARE-5—a population-based study. *The Lancet Oncology, 15* (1), 35–47. https://doi.org/10.1016/S1470-2045(13)70548-5

Geyer, R., Lyons, A., Amazeen, L., Alishio, L. & Cooks, L. (2011). Feasibility study: the effect of therapeutic yoga on quality of life in children hospitalized with cancer. *Pediatric physical therapy : the official publication of the Section on Pediatrics of the American Physical Therapy Association, 23* (4), 375–379. https://doi.org/10.1097/PEP.0b013e318235628c

Ginsberg, J. P., Goodman, P., Leisenring, W., Ness, K. K., Meyers, P. A., Wolden, S. L. et al. (2010). Long-term survivors of childhood Ewing sarcoma: report from the childhood cancer survivor study. *Journal of the National Cancer Institute, 102* (16), 1272–1283. https://doi.org/10.1093/jnci/djq278

Gohar, S. F., Comito, M., Price, J. & Marchese, V. (2011). Feasibility and parent satisfaction of a physical therapy intervention program for children with acute lymphoblastic leukemia in the first 6 months of medical treatment. *Pediatric blood & cancer, 56* (5), 799–804. https://doi.org/10.1002/pbc.22713

Hargrave, D. R. (2006). Does chemotherapy have a role in the management of craniopharyngioma? *Journal of pediatric endocrinology & metabolism: JPEM, 19,* 407–412.

Hartman, A., te Winkel, M. L., van Beek, R. D., Muinck Keizer-Schrama, S. M. P. F. de, Kemper, H. C. G., Hop, W. C. J. et al. (2009). A randomized trial investigating an exercise program to prevent reduction of bone mineral density and impairment of motor performance during treatment for childhood acute lymphoblastic leukemia. *Pediatric blood & cancer, 53* (1), 64–71. https://doi.org/10.1002/pbc.21942.

Heber, S., Sallaberger-Lehner, M., Hausharter, M., Volf, I., Ocenasek, H., Gabriel, H. et al. (2019). Exercise-based cardiac rehabilitation is associated with a normalization of the heart rate performance curve deflection. *Scandinavian journal of medicine & science in sports, 29* (9), 1364–1374. https://doi.org/10.1111/sms.13462

Hinds, P. S., Hockenberry, M., Rai, S. N., Zhang, L., Razzouk, B. I., Cremer, L. et al. (2007). Clinical field testing of an enhanced-activity intervention in hospitalized children with cancer. *Journal of pain and symptom management, 33* (6), 686–697.

Hochhaus, A., Baerlocher, G. M., Brümmendorf, T. H., Chalandon, Y., Dölken, G., Thiede, C. et al. (2001). Chronische myeloische Leukämie (CML). *UNI-MED, Bremen.*

Hoffman, M. C., Mulrooney, D. A., Steinberger, J., Lee, J., Baker, K. S. & Ness, K. K. (2013). Deficits in physical function among young childhood cancer survivors. *Journal of clinical oncology : official journal of the American Society of Clinical Oncology, 31* (22), 2799–2805. https://doi.org/10.1200/JCO.2012.47.8081

Hofmann, P., Duvillard, S. P. von, Seibert, F. J., Pokan, R., Wonisch, M., Lemura, L. M. et al. (2001). %HRmax target heart rate is dependent on heart rate performance curve deflection. *Medicine and science in sports and exercise, 33* (10), 1726–1731. https://doi.org/10.1097/00005768-200110000-00017

Hofmann, P., Niederkofler, W., Pokan, R. & Duvillard, S. P. von. (1997). INDIVIDUAL PHYSICAL WORKING CAPACITY 1165. *Medicine & Science in Sports & Exercise, 29* (5), 204.

Hofmann, P. & Tschakert, G. (2010). Special needs to prescribe exercise intensity for scientific studies. *Cardiology research and practice, 2011,* 209302. https://doi.org/10.4061/2011/209302

Hofmann, P. & Tschakert, G. (2017). Intensity- and Duration-Based Options to Regulate Endurance Training. *Frontiers in physiology, 8,* 337. https://doi.org/10.3389/fphys.2017.00337

Hofmann, P., Tschakert, G. & Müller, A. (2017). Allgemeine Grundlagen, Planung und Organisation des Trainings. In Wonisch, M., Hofmann, P., Förster, H., Hörtnagl, H., Ledl-

Kurkowski, E. & Pokan, R. (Hrsg.) *Kompendium der Sportmedizin* (S. 245–270). Springer.

Hofmann, P., Wonisch, M. & Pokan, R. (2009). Grundprinzipien der therapeutischen Trainingslehre. In Pokan, R., Benzer, W., Gabriel, H., Hofmann, P., Kunschitz, E., Mayr, K., Samitz, G., Schindler, K. & Wonisch, M. (Hrsg.) *Kompendium der kardiologischen Prävention und Rehabilitation* (S. 329–351). Springer.

Hofmann, P., Wonisch, M. & Pokan, R. (2017). Laktat-Leistungsdiagnostik: Durchführung und Interpretation. In M. Wonisch, P. Hofmann, H. Förster, H. Hörtnagl, E. Ledl-Kurkowski & R. Pokan (Hrsg.), *Kompendium der Sportmedizin* (Bd. 17, S. 189–242). Vienna: Springer Vienna. https://doi.org/10.1007/978-3-211-99716-1_14

Hollmann, W. & Strüder, H. K. (2009). *Sportmedizin: Grundlagen für körperliche Aktivität, Training und Präventivmedizin.* Schattauer Verlag.

Hopkins, W. G. (1991). Quantification of training in competitive sports. *Sports Medicine, 12* (3), 161–183.

Howard, S. C., Zaidi, A., Cao, X., Weil, O., Bey, P., Patte, C. et al. (2018). The My Child Matters programme: effect of public-private partnerships on paediatric cancer care in low-income and middle-income countries. *The Lancet Oncology, 19* (5), e252-e266.

Huang, I.-C., Brinkman, T. M., Armstrong, G. T., Leisenring, W., Robison, L. L. & Krull, K. R. (2017). Emotional distress impacts quality of life evaluation: a report from the Childhood Cancer Survivor Study. *Journal of cancer survivorship : research and practice, 11* (3), 309–319. https://doi.org/10.1007/s11764-016-0589-5

Huang, T.-T. & Ness, K. K. (2011). Exercise interventions in children with cancer: a review. *International journal of pediatrics, 2011,* 461512. https://doi.org/10.1155/2011/461512

Hudson, M. M., Ness, K. K., Gurney, J. G., Mulrooney, D. A., Chemaitilly, W., Krull, K. R. et al. (2013). Clinical ascertainment of health outcomes among adults treated for childhood cancer. *JAMA, 309* (22), 2371–2381. https://doi.org/10.1001/jama.2013.6296

Juliusson, G., Antunovic, P., Derolf, Å., Lehmann, S., Möllgård, L., Stockelberg, D. et al. (2009). Age and acute myeloid leukemia: real world data on decision to treat and outcomes from the Swedish Acute Leukemia Registry. *Blood, The Journal of the American Society of Hematology, 113* (18), 4179–4187.

Kaatsch, P., Grabow, D. & Spix, C. (2018). German Childhood Cancer Registry-Annual Report 2017 (1980-2016). *Institute of Medical Biostatistics, Epidemiology and Informatics (IMBEI) at the University Medical Center of the Johannes Gutenberg University Mainz*.

Kaatsch, P., Spix, C., Hentschel, S., Katalinic, A., Luttmann, S., Stegmaier, C. et al. (2013). *Krebs in Deutschland 2009/2010*. https://doi.org/10.25646/3169

Kawai, A., Lin, P. P., Boland, P. J., Athanasian, E. A. & Healey, J. H. (1999). Relationship between magnitude of resection, complication, and prosthetic survival after prosthetic knee reconstructions for distal femoral tumors. *Journal of Surgical Oncology, 70* (2), 109–115. https://doi.org/10.1002/(SICI)1096-9098(199902)70:2<109::AID-JSO9>3.0.CO;2-X

Keats, M. R. & Culos-Reed, S. N. (2008). A community-based physical activity program for adolescents with cancer (project TREK): program feasibility and preliminary findings. *Journal of pediatric hematology/oncology, 30* (4), 272–280. https://doi.org/10.1097/MPH.0b013e318162c476

Kesting, S., Weeber, P., Schönfelder, M., Renz, B. W., Wackerhage, H. & Luettichau, I. von. (2020). Exercise as a Potential Intervention to Modulate Cancer Outcomes in Children and Adults? *Frontiers in oncology, 10,* 196. https://doi.org/10.3389/fonc.2020.00196

Klika, R., Tamburini, A., Galanti, G., Mascherini, G. & Stefani, L. (2018). The Role of Exercise in Pediatric and Adolescent Cancers: A Review of Assessments and Suggestions for Clinical Implementation. *Journal of Functional Morphology and Kinesiology, 3* (1), 7. https://doi.org/10.3390/jfmk3010007

Kobayashi, K., Nakagami-Yamaguchi, E., Hayakawa, A., Adachi, S., Hara, J., Tokimasa, S. et al. (2017). Health-related quality of life in Japanese children with acute lymphoblastic leukemia during and after chemotherapy. *Pediatrics international : official journal of the Japan Pediatric Society, 59* (2), 145–153. https://doi.org/10.1111/ped.13092

Küppers, R., Klein, U. L.F., Hansmann, M.-L. & Rajewsky, K. (1999). Cellular origin of human B-cell lymphomas. *New England Journal of Medicine, 341* (20), 1520–1529.

Kurz, R. (2001). Ethik in der pädiatrischen Forschung. Grundsatzpapier der Ethik-Arbeitsgruppe der Österreichischen Gesellschaft für Kinder und Jugendliche. Verfügbar unter https://www.medunigraz.at/ethikkommission/Forum/Download/Files/Paediatr.pdf

Ladha, A. B., Courneya, K. S., Bell, G. J., Field, C. J. & Grundy, P. (2006). Effects of acute exercise on neutrophils in pediatric acute lymphoblastic leukemia survivors: a pilot study.

Journal of pediatric hematology/oncology, 28 (10), 671–677. https://doi.org/10.1097/01.mph.0000243644.20993.54

Lamb, K. L. (1996). Exercise Regulation during Cycle Ergometry Using the Children's Effort Rating Table (CERT) and Rating of Perceived Exertion (RPE) Scales. *Pediatric Exercise Science, 8* (4), 337–350. https://doi.org/10.1123/pes.8.4.337

Langen, K.-J., Tatsch, K., Grosu, A.-L., Jacobs, A. H., Weckesser, M. & Sabri, O. (2008). Diagnostik von Hirntumoren mit radioaktiv markierten Aminosäuren. *Dtsch Arztebl, 105* (4), 55–61.

Langeveld, N. E., Grootenhuis, M. A., Voûte, P. A., Haan, R. J. de & van den Bos, C. (2004). Quality of life, self-esteem and worries in young adult survivors of childhood cancer. *Psycho-oncology, 13* (12), 867–881. https://doi.org/10.1002/pon.800

Lucía, A., Earnest, C. & Pérez, M. (2003). Cancer–related fatigue: can exercise physiology assist oncologists? *The Lancet Oncology, 4* (10), 616–625. https://doi.org/10.1016/s1470-2045(03)01221-x

Lund, M. B., Kongerud, J., Brinch, L., Evensen, S. A. & Boe, J. (1995). Decreased lung function in one year survivors of allogeneic bone marrow transplantation conditioned with high-dose busulphan and cyclophosphamide. *The European respiratory journal, 8* (8), 1269–1274. https://doi.org/10.1183/09031936.95.08081269

Macaluso, A. & Vito, G. de. (2004). Muscle strength, power and adaptations to resistance training in older people. *European journal of applied physiology, 91* (4), 450–472.

Malina, R. M. (1996). Measurement in Pediatric Exercise Science. *American Journal of Human Biology: The Official Journal of the Human Biology Association, 8* (6), 789–790.

Malina, R. M., Bouchard, C. & Bar-Or, O. (2004). *Growth, maturation, and physical activity:* Human kinetics.

Mann, T. N., Lamberts, R. P. & Lambert, M. I. (2014). High responders and low responders: factors associated with individual variation in response to standardized training. *Sports Medicine, 44* (8), 1113–1124.

Mannheim, E. G., Helmes, A. & Weis, J. (2013). Dance/movement therapy in oncological rehabilitation. *Forschende Komplementarmedizin (2006), 20* (1), 33–41.

Marchese, V. G., Chiarello, L. A. & Lange, B. J. (2004). Effects of physical therapy intervention for children with acute lymphoblastic leukemia. *Pediatric blood & cancer, 42* (2), 127–133. https://doi.org/10.1002/pbc.10481

Massimino, M., Gandola, L., Mattavelli, F., Pizzi, N., Seregni, E., Pallotti, F. et al. (2009). Radiation-induced thyroid changes: a retrospective and a prospective view. *European journal of cancer (Oxford, England : 1990), 45* (14), 2546–2551. https://doi.org/10.1016/j.ejca.2009.06.009

McNeely, M., Peddle, C., Parliament, M. & Courneya, K. (2006). Cancer Rehabilitation: Recommendations for Integrating Exercise Programming in the Clinical Practice Setting. *Current Cancer Therapy Reviews, 2* (4), 351–360. https://doi.org/10.2174/157339406778699187

Mezzani, A., Corrà, U., Giordano, A., Colombo, S., Psaroudaki, M. & Giannuzzi, P. (2010). Upper intensity limit for prolonged aerobic exercise in chronic heart failure. *Medicine and science in sports and exercise, 42* (4), 633–639. https://doi.org/10.1249/MSS.0b013e3181bdc69d

Millot, F., Guilhot, J., Suttorp, M., Maledon, N., Adalet, M. G., Sedlacek, P. et al. (2017). Advanced phases at diagnosis of childhood chronic myeloid leukemia: the experience of the international registry for chronic myeloid leukemia (CML) in children and adolescents (I-CML-Ped Study). *Blood, 130* (Supplement 1), 316.

Moser, O., Tschakert, G., Mueller, A., Groeschl, W., Pieber, T. R., Obermayer-Pietsch, B. et al. (2015). Effects of High-Intensity Interval Exercise versus Moderate Continuous Exercise on Glucose Homeostasis and Hormone Response in Patients with Type 1 Diabetes Mellitus Using Novel Ultra-Long-Acting Insulin. *PloS one, 10* (8), e0136489. https://doi.org/10.1371/journal.pone.0136489

Moyer-Mileur, L. J., Ransdell, L. & Bruggers, C. S. (2009). Fitness of children with standard-risk acute lymphoblastic leukemia during maintenance therapy: response to a home-based exercise and nutrition program. *Journal of pediatric hematology/oncology, 31* (4), 259–266. https://doi.org/10.1097/MPH.0b013e3181978fd4.

Müller, C., Winter, C., Boos, J., Gosheger, G., Hardes, J., Vieth, V. et al. (2014). Effects of an exercise intervention on bone mass in pediatric bone tumor patients. *International journal of sports medicine, 35* (8), 696–703. https://doi.org/10.1055/s-0033-1358475

Müller, H. L., Gebhardt, U., Kortmann, R.-D., Pohl, F., Pietsch, T., Warmuth-Metz, M. et al. (2008). Kraniopharyngeom im Kindes-und Jugendalter. *Monatsschrift Kinderheilkunde, 156* (12), 1194.

Müller, J., Ringhof, S., Vollmer, M., Jäger, L. B., Stein, T., Weiler, M. et al. (2020). Out of balance - Postural control in cancer patients before and after neurotoxic chemotherapy. *Gait & posture, 77,* 156–163. https://doi.org/10.1016/j.gaitpost.2020.01.012

Mustian, K. M., Morrow, G. R., Carroll, J. K., Figueroa-Moseley, C. D., Jean-Pierre, P. & Williams, G. C. (2007). Integrative nonpharmacologic behavioral interventions for the management of cancer-related fatigue. *The oncologist, 12 Suppl 1,* 52–67. https://doi.org/10.1634/theoncologist.12-S1-52

Ness, K. K., Armstrong, G. T., Kundu, M., Wilson, C. L., Tchkonia, T. & Kirkland, J. L. (2015). Frailty in childhood cancer survivors. *Cancer, 121* (10), 1540–1547. https://doi.org/10.1002/cncr.29211

Ness, K. K., Krull, K. R., Jones, K. E., Mulrooney, D. A., Armstrong, G. T., Green, D. M. et al. (2013). Physiologic frailty as a sign of accelerated aging among adult survivors of childhood cancer: a report from the St Jude Lifetime cohort study. *Journal of clinical oncology : official journal of the American Society of Clinical Oncology, 31* (36), 4496–4503. https://doi.org/10.1200/JCO.2013.52.2268

Niemeyer, C. & Eggert, A. (Hrsg.). (2018). *Pädiatrische Hämatologie und Onkologie*. Berlin, Heidelberg: Springer Berlin Heidelberg.

Norkin, C. C. & Levangie, P. K. (1992). *Joint structure & function. A comprehensive analysis* (2. ed.). Philadelphia: Davis.

Nutbeam, D. (1998). Health promotion glossary. *Health promotion international, 13* (4), 349–364.

Oeffinger, K. C., Mertens, A. C., Sklar, C. A., Kawashima, T., Hudson, M. M., Meadows, A. T. et al. (2006). Chronic health conditions in adult survivors of childhood cancer. *The New England journal of medicine, 355* (15), 1572–1582. https://doi.org/10.1056/NEJMsa060185

Paulino, A. C. (2004). Late effects of radiotherapy for pediatric extremity sarcomas. *International journal of radiation oncology, biology, physics, 60* (1), 265–274. https://doi.org/10.1016/j.ijrobp.2004.02.001

Pedersen, B. K. & Saltin, B. (2006). Evidence for prescribing exercise as therapy in chronic disease. *Scandinavian journal of medicine & science in sports, 16 Suppl 1,* 3–63. https://doi.org/10.1111/j.1600-0838.2006.00520.x

Pescatello, L. S. (Ed.). (2014). *ACSM's guidelines for exercise testing and prescription* (9. ed.). Philadelphia: Wolters Kluwer/Lippincott Williams & Wilkins.

Platonov, V. N. (1999). *Belastung-Ermüdung-Leistung. Der moderne Trainingsaufbau.* Trainerbibliothek, 34. Philppka.

Pokan, R., Hofmann, P., Duvillard, S. P. von, Smekal, G., Hogler, R., Tschan, H. et al. (1999). The heart rate turn point reliability and methodological aspects. *Medicine and science in sports and exercise, 31* (6), 903–907. https://doi.org/10.1097/00005768-199906000-00021

Pokan, R., Hofmann, P. & Wonisch, M. (2017). Dreiphasigkeit der Energiebereitstellung. In M. Wonisch, P. Hofmann, H. Förster, H. Hörtnagl, E. Ledl-Kurkowski & R. Pokan (Hrsg.), *Kompendium der Sportmedizin* (Bd. 57, S. 95–101). Vienna: Springer Vienna. https://doi.org/10.1007/978-3-211-99716-1_8

Polgreen, L. E., Petryk, A., Dietz, A. C., Sinaiko, A. R., Leisenring, W., Goodman, P. et al. (2012). Modifiable risk factors associated with bone deficits in childhood cancer survivors. *BMC pediatrics, 12,* 40. https://doi.org/10.1186/1471-2431-12-40

Pschyrembel, W. (2007). klinisches Wörterbuch. 261. *Auflage, Berlin.*

Puetz, T. W., Flowers, S. S. & O'Connor, P. J. (2008). A randomized controlled trial of the effect of aerobic exercise training on feelings of energy and fatigue in sedentary young adults with persistent fatigue. *Psychotherapy and psychosomatics, 77* (3), 167–174. https://doi.org/10.1159/000116610

Puta, C., Gabriel, B. & Gabriel, H. (2017). Sport und Immunsystem. In M. Wonisch, P. Hofmann, H. Förster, H. Hörtnagl, E. Ledl-Kurkowski & R. Pokan (Hrsg.), *Kompendium der Sportmedizin* (Bd. 12, S. 389–415). Vienna: Springer Vienna. https://doi.org/10.1007/978-3-211-99716-1_25

Raney, R. B., Anderson, J. R., Kollath, J., Vassilopoulou-Sellin, R., Klein, M. J., Heyn, R. et al. (2000). Late effects of therapy in 94 patients with localized rhabdomyosarcoma of the orbit: Report from the Intergroup Rhabdomyosarcoma Study (IRS)-III, 1984-1991.

Medical and Pediatric Oncology, 34 (6), 413–420. https://doi.org/10.1002/(SICI)1096-911X(200006)34:6<413::AID-MPO6>3.0.CO;2-4

Raney, R. B., Asmar, L., Vassilopoulou-Sellin, R., Klein, M. J., Donaldson, S. S., Green, J. et al. (1999). Late complications of therapy in 213 children with localized, nonorbital soft-tissue sarcoma of the head and neck: A descriptive report from the Intergroup Rhabdomyosarcoma Studies (IRS)-II and - III. *Medical and Pediatric Oncology, 33* (4), 362–371. https://doi.org/10.1002/(SICI)1096-911X(199910)33:4<362::AID-MPO4>3.0.CO;2-I

Riebe, D., Ehrman, J. K., Liguori, G., Magal, M., American College of Sports Medicine & others. (2018). *ACSM's guidelines for exercise testing and prescription:* Wolters Kluwer.

Rivera-Brown, A. M. & Frontera, W. R. (2012). Principles of exercise physiology: responses to acute exercise and long-term adaptations to training. *Pm&r, 4* (11), 797–804.

Robert Koch-Institut. (2019). Krebs in Deutschland für 2015/2016. Verfügbar unter https://www.krebsdaten.de/Krebs/DE/Content/Publikationen/Krebs_in_Deutschland/kid_2019/krebs_in_deutschland_2019.pdf?__blob=publicationFile

Rosenhagen, A., Bernhörster, M., Vogt, L., Weiss, B., Senn, A., Arndt, S. et al. (2011). Implementation of structured physical activity in the pediatric stem cell transplantation. *Klinische Padiatrie, 223* (3), 147–151. https://doi.org/10.1055/s-0031-1271782

Rueegg, C. S., Michel, G., Wengenroth, L., Weid, N. X. von der, Bergstraesser, E. & Kuehni, C. E. (2012). Physical performance limitations in adolescent and adult survivors of childhood cancer and their siblings. *PloS one, 7* (10), e47944. https://doi.org/10.1371/journal.pone.0047944

Saleh, U. S. & Brockopp, D. Y. (2001). Hope among patients with cancer hospitalized for bone marrow transplantation: a phenomenologic study. *Cancer Nursing, 24* (4), 308–314.

Samitz, G. (2017). Schlussfolgerungen und Konsequenzen für die Praxis. In M. Wonisch, P. Hofmann, H. Förster, H. Hörtnagl, E. Ledl-Kurkowski & R. Pokan (Hrsg.), *Kompendium der Sportmedizin* (Bd. 347, S. 51–52). Vienna: Springer Vienna. https://doi.org/10.1007/978-3-211-99716-1_5

San Juan, A. F., Chamorro-Viña, C., Moral, S., Fernández del Valle, M., Madero, L., Ramírez, M. et al. (2008). Benefits of intrahospital exercise training after pediatric bone marrow transplantation. *International journal of sports medicine, 29* (5), 439–446. https://doi.org/10.1055/s-2007-965571

Scharhag-Rosenberger, F., Kuehl, R., Klassen, O., Schommer, K., Schmidt, M. E., Ulrich, C. M. et al. (2015). Exercise training intensity prescription in breast cancer survivors: validity of current practice and specific recommendations. *Journal of cancer survivorship : research and practice, 9* (4), 612–619. https://doi.org/10.1007/s11764-015-0437-z

Scharhag-Rosenberger, F., Meyer, T., Gäßler, N., Faude, O. & Kindermann, W. (2010). Exercise at given percentages of VO2max: heterogeneous metabolic responses between individuals. *Journal of Science and Medicine in Sport, 13* (1), 74–79.

Scheepers-Assmus, C. (2016). *Konzentrative Bewegungstherapie (KBT) und Ergotherapie. „Weißt du, was du willst, oder spürst du, was du brauchst?"* (Spektrum Ergotherapie). Idstein: Schulz-Kirchner.

Schmitz, K. H., Courneya, K. S., Matthews, C., Demark-Wahnefried, W., Galvão, D. A., Pinto, B. M. et al. (2010). American College of Sports Medicine roundtable on exercise guidelines for cancer survivors. *Medicine and science in sports and exercise, 42* (7), 1409–1426. https://doi.org/10.1249/MSS.0b013e3181e0c112

Schneider, J., Schlüter, K., Sprave, T., Wiskemann, J. & Rosenberger, F. (2020). Exercise intensity prescription in cancer survivors: ventilatory and lactate thresholds are useful submaximal alternatives to VO2peak. *Supportive care in cancer : official journal of the Multinational Association of Supportive Care in Cancer*. https://doi.org/10.1007/s00520-020-05407-y

Schüle, K. & Deimel, H. (1990). Gesundheitssport und Sporttherapie-eine begriffliche Klärung. *Gesundheitssport und Sporttherapie, 1* (6), 3.

Schüle, K. & Nieland, P. (1997). Bewegungstherapie und physikalische Therapie in der Palliativmedizin. *Lehrbuch der Palliativmedizin. Stuttgart: Schattauer,* 899–906.

Schüle, K. (2004). *Grundlagen der Sporttherapie: Prävention, ambulante und stationäre Rehabilitation:* Elsevier, Urban & Fischer Verlag.

Schulte, F., Wurz, A., Reynolds, K., Strother, D. & Dewey, D. (2016). Quality of Life in Survivors of Pediatric Cancer and Their Siblings: The Consensus Between Parent-Proxy and Self-Reports. *Pediatric blood & cancer, 63* (4), 677–683. https://doi.org/10.1002/pbc.25868

Skinner, J. S. & Mclellan, T. H. (1980). The transition from aerobic to anaerobic metabolism. *Research quarterly for exercise and sport, 51* (1), 234–248.

Skinner, R., Mulder, R. L., Kremer, L. C., Hudson, M. M., Constine, L. S., Bardi, E. et al. (2017). Recommendations for gonadotoxicity surveillance in male childhood, adolescent, and young adult cancer survivors: a report from the International Late Effects of Childhood Cancer Guideline Harmonization Group in collaboration with the PanCareSurFup Consortium. *The Lancet Oncology, 18* (2), e75-e90. https://doi.org/10.1016/S1470-2045(17)30026-8

Slater, M. E., Ross, J. A., Kelly, A. S., Dengel, D. R., Hodges, J. S., Sinaiko, A. R. et al. (2015). Physical activity and cardiovascular risk factors in childhood cancer survivors. *Pediatric blood & cancer, 62* (2), 305–310. https://doi.org/10.1002/pbc.25276

Speyer, E., Herbinet, A., Vuillemin, A., Briançon, S. & Chastagner, P. (2010). Effect of adapted physical activity sessions in the hospital on health-related quality of life for children with cancer: a cross-over randomized trial. *Pediatric blood & cancer, 55* (6), 1160–1166. https://doi.org/10.1002/pbc.22698

Statistik Austria. (2017). Krebserkrankungen in Österreich 2018. Verfügbar unter http://www.statistik.at/web_de/statistiken/menschen_und_gesellschaft/gesundheit/krebserkrankungen/index.html

Stefani, L., Galanti, G. & Klika, R. (2017). Clinical implementation of exercise guidelines for cancer patients: adaptation of ACSM's guidelines to the Italian model. *Journal of Functional Morphology and Kinesiology, 2* (1), 4.

Steliarova-Foucher, E., Colombet, M., Ries, L. A. G., Moreno, F., Dolya, A., Bray, F. et al. (2017). International incidence of childhood cancer, 2001–10: a population-based registry study. *The Lancet Oncology, 18* (6), 719–731. https://doi.org/10.1016/S1470-2045(17)30186-9

Steliarova-Foucher, E., Stiller, C., Lacour, B. & Kaatsch, P. (2005). International classification of childhood cancer. *Cancer, 103* (7), 1457–1467.

Stiftung Deutsche Krebshilfe. (2017). Bewegung und Sport bei Krebs. Antworten. Hilfen. Perspektiven. Verfügbar unter https://www.krebshilfe.de/infomaterial/Blaue_Ratgeber/Bewegung-und-Sport-bei-Krebs_BlaueRatgeber_DeutscheKrebshilfe.pdf

Suttorp, M., Schulze, P., Glauche, I., Göhring, G., Neuhoff, N. von, Metzler, M. et al. (2017). Response to Front-Line Imatinib Treatment in Children and Adolescents with CML-Data from a Large Pediatric Cohort. *Blood, 130* (Supplement 1), 898.

Sweegers, M. G., Altenburg, T. M., Brug, J., May, A. M., van Vulpen, J. K., Aaronson, N. K. et al. (2019). Effects and moderators of exercise on muscle strength, muscle function and aerobic fitness in patients with cancer: a meta-analysis of individual patient data. *British journal of sports medicine, 53* (13), 812.

Swerdlow, S. H. (2008). WHO classification of tumours of haematopoietic and lymphoid tissues. *WHO classification of tumours, 22008,* 439.

Tallen, G. & Yiallouros, M. (2007). *Ependymom.* Berlin: Pediatric Oncology and Hematology Publications. https://doi.org/10.1591/poh.patinfo.ependy.1.20071126

Tanaka, M., Sugimoto, K., Fujimoto, T., Xie, K., Takahashi, T., Akasaka, H. et al. (2019). Preventive effects of low-intensity exercise on cancer cachexia-induced muscle atrophy. *FASEB journal : official publication of the Federation of American Societies for Experimental Biology, 33* (7), 7852–7862. https://doi.org/10.1096/fj.201802430R

Thaller, P. & Schulz, T. (2018). *Outdoor against cancer. Wie Bewegung und Sport in der Natur im Kampf gegen Krebs wirken : schnellere Genesung, mehr Lebensqualität, bessere Prognosen* (1. Auflage, Originalausgabe). München: Kailash.

Tschakert, G. & Hofmann, P. (2013). High-intensity intermittent exercise: methodological and physiological aspects. *International Journal of Sports Physiology and Performance, 8* (6), 600–610. https://doi.org/10.1123/ijspp.8.6.600

Tschakert, G., Kroepfl, J., Mueller, A., Moser, O., Groeschl, W. & Hofmann, P. (2015). How to Regulate the Acute Physiological Response to "Aerobic" High-Intensity Interval Exercise. *Journal of Sports Science & Medicine, 14* (1), 29–36.

Tschakert, G., Müller, A. & Hofmann, P. (2017). Training der Hauptkomponenten der Leistungsfähigkeit – Trainingsmethoden und Trainingsberatung. In M. Wonisch, P. Hofmann, H. Förster, H. Hörtnagl, E. Ledl-Kurkowski & R. Pokan (Hrsg.), *Kompendium der Sportmedizin* (Bd. 35, S. 271–311). Vienna: Springer Vienna. https://doi.org/10.1007/978-3-211-99716-1_16

US Department of Health & Human Services. (2008). physical activity guidelines for Americans. Washington, DC: US Department of Health and Human Services; 2008.

Essential resource from the Department of Health and Human Services with comprehensive physical activity guidelines to promote health.

Van Brussel, M., Takken, T., van der Net, J., Engelbert, R. H. H., Bierings, M., Schoenmakers, M. A. G. C. et al. (2006). Physical function and fitness in long-term survivors of childhood leukaemia. *Pediatric rehabilitation, 9* (3), 267–274. https://doi.org/10.1080/13638490500523150

Viru, A. A. (1995). *Adaptation in sports training / Atko Viru:* CRC Press Boca Raton, Fla.

Viru, A. (1994). Molecular cellular mechanisms of training effects. *The Journal of sports medicine and physical fitness, 34* (4), 309–322.

Wallek, S., Senn-Malashonak, A., Vogt, L., Schmidt, K., Bader, P. & Banzer, W. (2018). Impact of the initial fitness level on the effects of a structured exercise therapy during pediatric stem cell transplantation. *Pediatric blood & cancer, 65* (2), e26851.

Weineck, J. (2007). *Optimales Training.* (15. Aufl.), Balingen: Spitta.

Weineck, J. (2010). *Optimales Training.* (16 Aufl.), Hamburg: Spitta.

Whaley, M. H., Brubaker, P. H., Otto, R. M. & Armstrong, L. E. (2006). *ACSM's guidelines for exercise testing and prescription:* Lippincott Williams & Wilkins.

Wilson, C. L., Chemaitilly, W., Jones, K. E., Kaste, S. C., Srivastava, D. K., Ojha, R. P. et al. (2016). Modifiable Factors Associated With Aging Phenotypes Among Adult Survivors of Childhood Acute Lymphoblastic Leukemia. *Journal of clinical oncology : official journal of the American Society of Clinical Oncology, 34* (21), 2509–2515. https://doi.org/10.1200/JCO.2015.64.9525

Winther, J. F., Kenborg, L., Byrne, J., Hjorth, L., Kaatsch, P., Kremer, L. C. M. et al. (2015). Childhood cancer survivor cohorts in Europe. *Acta oncologica (Stockholm, Sweden), 54* (5), 655–668. https://doi.org/10.3109/0284186X.2015.1008648

Wonisch, M., Berent, R., Klicpera, M., Laimer, H., Marko, C., Pokan, R. et al. (2008). *Praxisleitlinien Ergometrie.* Krause & Pachernegg.

Wonisch, M., Pokan, R. & Hofmann, P. (2017). Funktionsdiagnostik akuter und chronischer Anpassung der Atmungsorgane (Spiroergometrie). In M. Wonisch, P. Hofmann, H. Förster, H. Hörtnagl, E. Ledl-Kurkowski & R. Pokan (Hrsg.), *Kompendium der*

Sportmedizin (Bd. 60, S. 173–180). Vienna: Springer Vienna. https://doi.org/10.1007/978-3-211-99716-1_12

World Health Organization. (2010). *Global recommendations on physical activity for health.* Genève: WHO.

World Health Organization. (2018). Cancer in Children. Verfügbar unter https://www.who.int/news-room/fact-sheets/detail/cancer-in-children

Wright, M., Bryans, A., Gray, K., Skinner, L. & Verhoeve, A. (2013). Physical Activity in Adolescents following Treatment for Cancer: Influencing Factors. *Leukemia research and treatment, 2013,* 592395. https://doi.org/10.1155/2013/592395

Wurz, A. & Brunet, J. (2016). The Effects of Physical Activity on Health and Quality of Life in Adolescent Cancer Survivors: A Systematic Review. *JMIR cancer, 2* (1), e6. https://doi.org/10.2196/cancer.5431

Yeh, C. H., Man Wai, J. P., Lin, U.-S. & Chiang, Y.-C. (2011). A pilot study to examine the feasibility and effects of a home-based aerobic program on reducing fatigue in children with acute lymphoblastic leukemia. *Cancer Nursing, 34* (1), 3–12. https://doi.org/10.1097/NCC.0b013e3181e4553c

Yiallouros, D. B. M. & Henze, G. (2012). Akute lymphoblastische Leukämie (ALL)-Kurzinformation. *Kompetenznetz Pädiatrische Onkologie Und Hämatologie,* 1–19.

Zhang, F. F., Saltzman, E., Must, A. & Parsons, S. K. (2012). Do Childhood Cancer Survivors Meet the Diet and Physical Activity Guidelines? A Review of Guidelines and Literature. *International journal of child health and nutrition, 1* (1), 44–58. https://doi.org/10.6000/1929-4247.2012.01.01.06

Zhang, F. F., Kelly, M. J. & Must, A. (2017). Early Nutrition and Physical Activity Interventions in Childhood Cancer Survivors. *Current obesity reports, 6* (2), 168–177. https://doi.org/10.1007/s13679-017-0260-0

Zhang, F. F., Meagher, S., Scheurer, M., Folta, S., Finnan, E., Criss, K. et al. (2016). Developing a Web-Based Weight Management Program for Childhood Cancer Survivors: Rationale and Methods. *JMIR research protocols, 5* (4), e214. https://doi.org/10.2196/resprot.6381

Anhang

Abbildungsverzeichnis

Tabellenverzeichnis

More Books!

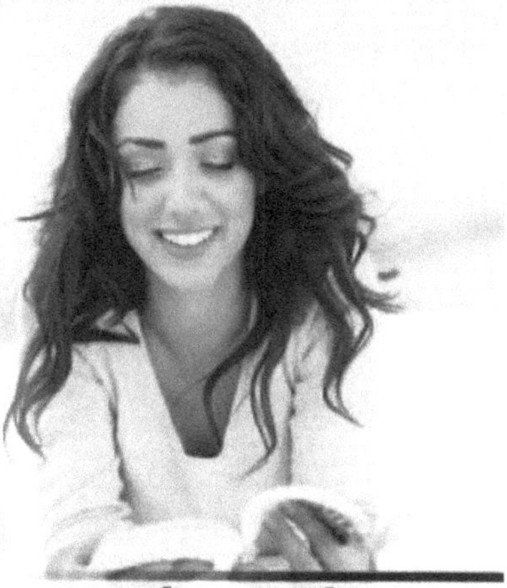

I want morebooks!

Buy your books fast and straightforward online - at one of world's fastest growing online book stores! Environmentally sound due to Print-on-Demand technologies.

Buy your books online at

www.morebooks.shop

Kaufen Sie Ihre Bücher schnell und unkompliziert online – auf einer der am schnellsten wachsenden Buchhandelsplattformen weltweit! Dank Print-On-Demand umwelt- und ressourcenschonend produzi ert.

Bücher schneller online kaufen

www.morebooks.shop

KS OmniScriptum Publishing
Brivibas gatve 197
LV-1039 Riga, Latvia
Telefax: +371 686 204 55

info@omniscriptum.com
www.omniscriptum.com

OMNIScriptum

FSC
www.fsc.org
MIX
Papier | Fördert gute Waldnutzung
FSC® C083411

Kolibri 360 GmbH
Ferdinand-Jühlke-Straße 7
99095 Erfurt, Deutschland
produktsicherheit@kolibri360.de

Druck:
CPI Druckdienstleistungen GmbH
im Auftrag der
Kolibri 360 GmbH
Ferdinand-Jühlke-Str. 7
99095 Erfurt